ISSN 0071-1179

Ernährungsforschung

Wissenschaft und Praxis

Aus dem Inhalt:

Akademie-Verlag · Berlin

Heft 2 · 1981 · Band 26

EVP 5,– M
31 638

Herausgeber:
Zentralinstitut für Ernährung der Akademie der Wissenschaften der DDR
Direktor: Prof. Dr. habil. H. Haenel

in Zusammenarbeit mit
der Gesellschaft für Ernährung in der DDR (Vorsitzender: Prof. Dr. habil. H. Schmandke), der Arbeitsgruppe Ernährung beim Nationalen Komitee für Gesundheitserziehung der DDR (Leiter: Prof. Dr. habil. H.-A. Ketz) und dem Warenzeichenverband Diätetische Erzeugnisse der DDR (Generaldirektor: F. Schmidt).

Redaktion:
Dr. Friedbert Baum (Chefredakteur),
Dr. Jürgen Proll,
Dipl.-Journ. Richard Baier.

Anschrift der Redaktion:
Zentralinstitut für Ernährung der Akademie der Wissenschaften der DDR,
DDR-1505 Bergholz-Rehbrücke,
Arthur-Scheunert-Allee 114–116.

Verlag:
Akademie-Verlag, DDR-1080 Berlin,
Leipziger Str. 3–4; Fernruf 2236221 oder 2236229.
Telex-Nr. 114420;
Bank: Staatsbank der DDR, Berlin,
Kto.-Nr.: 6836-26-20712.
Veröffentlicht unter der Lizenznummer 1656 des Presseamtes beim Vorsitzenden des Ministerrates der Deutschen Demokratischen Republik.

Gesamtherstellung:
VEB Druckerei „Thomas Müntzer",
DDR-5820 Bad Langensalza.

Erscheinungsweise:
Die Zeitschrift „Ernährungsforschung" erscheint jährlich in einem Band mit 6 Heften. Bezugspreis je Band 72,– M zuzüglich Versandspesen (Preis für die DDR 30,– M); Preis je Heft 12,– M (Preis für die DDR 5,– M)
Bestellnummer dieses Heftes: 1091/26/2.
Alleinige Anzeigenverwaltung DEWAG Berlin, 1026 Berlin, Rosenthaler Str. 28–31, PSF 29, Telefon: 23627577. Anzeigenannahme DEWAG Berlin, alle DEWAG-Betriebe und deren Zweigstellen in den Bezirken der DDR.

AN (EDV) 7821

Inhalt

Bezugsmöglichkeiten:

Bestellungen sind zu richten

- **in der DDR** an den Postzeitungsvertrieb unter Angabe der Kundennummer des Bestellenden oder an den AKADEMIE-VERLAG, DDR-1080 Berlin, Leipziger Str. 3/4
- **im sozialistischen Ausland** an eine Buchhandlung für fremdsprachige Literatur oder an den zuständigen Postzeitungsvertrieb
- **in der BRD und Berlin(West)** an eine Buchhandlung oder an die Auslieferungsstelle KUNST UND WISSEN, Erich Bieber OHG, D-7000 Stuttgart 1, Wilhelmstr. 4–6
- **in Österreich** an den Globus-Buchvertrieb, A-1201 Wien, Höchstädtplatz 3
- **in den übrigen westeuropäischen Ländern** an eine Buchhandlung oder an die Auslieferungsstelle KUNST UND WISSEN, Erich Bieber GmbH, CH-8008 Zürich/Schweiz, Dufourstraße 51
- **im übrigen Ausland** an den Internationalen Buch- und Zeitschriftenhandel; den Buchexport, Volkseigener Außenhandelsbetrieb der Deutschen Demokratischen Republik DDR-7010 Leipzig, Postfach 160, oder an den AKADEMIE-VERLAG, DDR-1080 Berlin, Leipziger Str. 3/4

Hinweise für Autoren

Die Manuskripte sind in Original-Maschinenschrift einseitig und zweizeilig der Redaktion einzureichen. Pro Zeile 35 oder 70 Anschläge. Der Umfang der Manuskripte sollte mit der Redaktion vereinbart sein. Abbildungen, Tabellen und Zwischentitel sind erwünscht. Es ist zweckmäßig, die Arbeit mit einer kurzen Zusammenfassung oder mit Schlußfolgerungen sowie mit Empfehlungen für die Praxis abzuschließen.
Die Redaktion behält sich eine Überarbeitung der angenommenen Manuskripte vor; größere Änderungen nur mit Einverständnis des Autors. Die Beiträge werden honoriert. Der Autor erhält kostenlos 25 Sonderdrucke seines Beitrages als Fortdrucke.

Ernährungsforschung

Wissenschaft und Praxis

1980 · Band 25

Inhalt

Seite

Heft 1

Erläuterung:
* Buchbesprechung
** Buchankündigung
*** Kurzmitteilung
(TB) Tagungsbericht

Autorenregister

Sachregister

Verwendete Abkürzungen: (KM) = Kurzmitteilung, (TB) = Tagungsbericht, (MB) = Messebericht, (BB) = Buchbesprechung

M. Bergmann und H. Kalok ISSN 0071-1179

Kriterien sozialistischer Lebensweise

Die Durchsetzung einer gesundheitsfördernden Ernährung im Rahmen der betrieblichen Gemeinschaftsverpflegung unter dem Aspekt der Übereinstimmung der gesellschaftlichen, betrieblichen und persönlichen Interessen

Eine nicht zu unterschätzende Bedeutung für die weitere Entwicklung der sozialistischen Lebensweise der Werktätigen hat eine die Gesundheit fördernde und erhaltende Ernährung als Bestandteil der gesunden Lebensführung.

Diese Fragestellung gewinnt in allen Teilbereichen der Gesellschaft mehr und mehr an Bedeutung und wird deshalb zunehmend interdisziplinär, d. h. von Ernährungswissenschaftlern, Ökonomen, Medizinern, Psychologen und Soziologen in Zusammenarbeit bearbeitet.

Unter soziologischer Sichtweise soll in diesem Zusammenhang die Frage untersucht werden, inwieweit der Produktionsbetrieb als ein wichtiger Teilbereich der Gesellschaft ein Bindeglied zwischen persönlichen und gesellschaftlichen Interessen in bezug auf eine gesunde Ernährung der Werktätigen ist. In diesem Artikel sollen einige Gedanken zur Diskussion gestellt werden.

Wir gehen davon aus, daß der einzelne Werktätige bzw. die Werktätigengruppen in ihrem Betrieb unmittelbar den gesellschaftlichen Fortschritt erleben und darüber hinaus mitgestalten. So müssen sich technisch vollkommenere Arbeitsbedingungen auch sozial positiv auswirken.

Durch ihre Arbeitstätigkeit sind die Werktätigen in den sozialistischen Produktionsbetrieb integriert und dadurch an der Erfüllung und Gestaltung der Funktionen des Betriebes für die Gesellschaft als Ganzes beteiligt.

Natürlich ist die grundlegende und primäre Funktion des sozialistischen Produktionsbetriebes durch die Produktion materieller Güter und Leistungen im Rahmen der gesellschaftlichen Arbeitsteilung die ökonomische Funktion. Eine weitere Funktion ergibt sich aber aus der objektiven Existenz sozialistischer Produktionsverhältnisse. So ist der Betrieb unmittelbar an deren Vervollkommnung beteiligt und wirkt dadurch auf die Entwicklung sozialistischer Persönlichkeiten und einer adäquaten Lebensweise ein.

Ein Merkmal für die Entwicklung der sozialistischen Lebensweise ist die Herstellung der Interessenübereinstimmung zwischen denen des Individuums und der gesamten Gesellschaft unter den jeweiligen konkreten Bedingungen. Indem die Werktätigen im Prozeß der sozialistischen Produktion ihre Fähigkeiten und Kenntnisse weiterentwickeln, indem sie stets aufs neue mit gesellschaftlichen Zusammenhängen, Werten und Normen konfrontiert werden, gestalten sie die sozialen Beziehungen als sozialistische Beziehungen und entwickeln somit sozialistische Verhaltensweisen.

Sozialistische Verhaltensweisen der im Produktionsbetrieb beschäftigten Werktätigen sind nicht einseitig auf die zu lösende Arbeitsaufgabe bezogen. Sie vollziehen sich darüber hinaus in vielfältiger Art und Weise, wie z. B. in der Mitwirkung an der Leitung und Planung, in der Entwicklung sozialistischer Kollektivbeziehungen, in den ehrenamtlichen gesellschaftlichen Aktivitäten und in einer gesunden Lebensführung.

In dieser Untersuchung wollen wir prüfen, inwieweit das gesellschaftliche Interesse an einer gesundheitsfördernden und -erhaltenden Ernährung als ein Bestandteil der gesunden Lebensführung unter betrieblichen Bedingungen umgesetzt wird, und ob und wie die Umsetzung auf der betrieblichen Ebene das persönliche Interesse der Werktätigen an einer gesunden Ernährung beeinflußt.

Ausgehend von der Einheit gesellschaftlicher, betrieblicher und persönlicher Interessen als ein Kriterium für die Entwicklung der sozialistischen Lebensweise ist es notwendig, einerseits die Interessen des einzelnen mit denen des Betriebes und der Gesellschaft als Ganzes, sowie andererseits die Interessen des jeweiligen Betriebes mit denen der Gesellschaft in Übereinstimmung zu bringen, denn in der Übereinstimmung der politischen, ökonomischen und kulturellen Interessen der Werktätigen und ihrer Kollektive mit den gesellschaftlichen Interessen und Erfordernissen liegt die wichtigste Triebkraft der gesellschaftlichen Entwicklung.

Die Grundlage gesellschaftlicher Interessen sind die Bedingungen des materiellen Lebens, die konkreten gesellschaftlichen Verhältnisse. Das grundlegende gesellschaftliche Verhältnis im Sozialismus ist das gesellschaftliche Eigentum an Produktionsmitteln. Daraus ergeben sich die gesamtgesellschaftlichen Interessen, die auf die Verwirklichung eines einheitlichen Ziels gerichtet sind.

Die Ausrichtung der gesellschaftlichen Interessen auf dieses Ziel erfolgt mittels des sozialistischen Leitungs- und Planungssystems, sie finden ihren Ausdruck im ökonomischen Grundgesetz des Sozialismus und seiner aktuellen wirtschafts- und sozialpolitischen Umsetzung: in der auf dem IX. Parteitag der SED beschlossenen Hauptaufgabe. Danach gilt es für den Aufbau der entwickelten sozialistischen Gesellschaft weiterhin, „das materielle und kulturelle Lebensniveau des Volkes auf der Grundlage eines hohen Entwicklungstempos der sozialistischen Produktion, der Erhöhung des wissenschaftlich-technischen Fortschritts und des Wachstums der Arbeitsproduktivität weiter zu erhöhen" und „die Einheit von Wirtschafts- und Sozialpolitik" zu verwirklichen.

Da Interessen das Ziel der Produktion beinhalten, zeigen sie die Entwicklungsrichtung der Produktion und der Gesellschaft. Die objektiven gesellschaftlichen Interessen werden von einer Gruppe gesellschaftlicher Verhältnisse gebildet, die materielle und ideelle Momente enthalten. In den Interessen treten die materiellen Verhältnisse als Richtungsbestimmung des Verhaltens, als Erfordernisse oder Anforderungen an das Verhalten der Menschen in Erscheinung. Sie werden mehr oder weniger adäquat im individuellen Bewußtsein widergespiegelt und in bestimmte Zielsetzungen und Triebkräfte umgesetzt, um so in die Verhaltensdispositionen der Menschen einzugehen.

in denen sie als inneres Moment der zielgerichteten Tätigkeit des Menschen, der sozialen Gruppen und der gesamten Gesellschaft als Ganzes wirken.

Eine gesunde Ernährung der Werktätigen entspricht im doppelten Sinn dem gesellschaftlichen Interesse:

Erstens ist die gesundheitsfördernde und -erhaltende Ernährung der Menschen ein sozialistisch-humanistisches Anliegen.

Die Entwicklung der Produktion, die sich u. a. in dem Einsatz hoch produktiver Anlagen, Geräte und Maschinen und der Weiterentwicklung der Arbeitsorganisation äußert, verändert sowohl den Arbeitsinhalt als auch die Anforderungen an Fähigkeiten, Fertigkeiten und Qualifikation der Werktätigen, an deren Disponibilität. Sie verändert aber auch die Reproduktionserfordernisse der verausgabten und ständig neu zu entwickelnden Kräfte von Hirn, Muskeln und Nerven.

Das bedeutet, die Anforderungen an eine gesunde Lebensführung verändern sich mit der Entwicklung der Produktivkräfte. Eine die Gesundheit fördernde Ernährung als Bestandteil der gesunden Lebensführung ist nicht nur für den Gesundheitszustand, für das physische, psychische und soziale Wohlbefinden der Werktätigen von großer Bedeutung, sondern beeinflußt mittelbar die Lebensfreude, das Leistungsvermögen und die Leistungsbereitschaft der Werktätigen.

Die Umsetzung des gesellschaftlichen Interesses an einer gesunden Ernährung vollzieht sich unter betrieblichen Bedingungen durch die Gestaltung der betrieblichen Gemeinschaftsverpflegung. Durch die Einrichtungen dieser Gemeinschaftsverpflegung besteht objektiv die Möglichkeit, die Werktätigen nach ernährungswissenschaftlichen Grundsätzen zu ernähren und darüber hinaus durch entsprechende Vorbildwirkung das persönliche Interesse der Werktätigen an einer gesundheitsfördernden und -erhaltenden Ernährung zu beeinflussen. Eine niveauvolle, gut funktionierende und rationell organisierte Gemeinschaftsverpflegung gewährleistet einen wesentlichen Teil der Reproduktion der physischen und psychischen Kräfte der Werktätigen während der Arbeitszeit sowie darüber hinaus und kann somit die Persönlichkeitsentwicklung fördern.

Zweitens ist die gesundheitsfördernde und -erhaltende Ernährung der Menschen eine volkswirtschaftliche Aufgabe.

Mit der Verminderung der körperlich schweren Arbeit in vielen Produktionsbereichen erhöht sich die Diskrepanz zwischen dem individuellen Energie- und Nährstoffbedarf und vielen bisher üblichen Ernährungsgewohnheiten. Die Zunahme der Fehlernährung in Form einer energetischen Überernährung hat eine Zunahme der Häufigkeit von ernährungsabhängigen Erkrankungen und damit auch eine Erhöhung des Krankenstandes zur Folge. Solche Tatsachen wirken ohne Zweifel hemmend auf die Erfüllung der betrieblichen Planauflagen und die Entwicklung der Volkswirtschaft insgesamt. Darüber hinaus hat das Niveau der betrieblichen Gemeinschaftsverpflegung neben dem Einfluß auf Leistungsvermögen und -bereitschaft auch in einem nicht zu unterschätzendem Maße Auswirkungen auf das Betriebsklima in dem jeweiligen Produktionsbetrieb. Es ist sicher bekannt, daß eine ungenügende Versorgung der Werktätigen die Arbeitszufriedenheit und Betriebsverbundenheit beeinträchtigen kann, was wiederum die Fluktuationsbereitschaft ungünstig erhöht und volkswirtschaftliche Konsequenzen nach sich zieht.

Wie widerspiegelt sich das gesellschaftliche Interesse an einer gesundheitsfördernden und -erhaltenden Ernährung der Werktätigen als betriebliches Interesse?

Gesamtgesellschaftliche Interessen bilden mit den betrieblichen Interessen eine Einheit, müssen aber nicht immer identisch sein. Diese unterscheiden sich insofern von den gesellschaftlichen Interessen, als ihr Ausprägungsgrad durch betriebsspezifische Bedingungen modifiziert wird. Die Übertragung der gesellschaftlichen Interessen auf die betriebliche Ebene vollzieht sich über die ideelle Vorwegnahme der Resultate, auf die der Betrieb seine Tätigkeit ausrichtet. Sie umfassen die Aufgaben und Erwartungen, die von der Gesellschaft als Ganzes an den Teilbereich der Gesellschaft — an den sozialistischen Produktionsbetrieb — gerichtet sind und in Gesetzen and Planauflagen in Erscheinung treten.

Auch die gesundheitsfördernde und -erhaltende Ernährung der Werktätigen ist eine gesellschaftliche Aufgabe, die für jeden Betrieb gesetzlich bindend ist. So heißt es im Arbeitsgesetzbuch der DDR im § 228:

Arbeiterversorgung

„Der Betrieb hat die Versorgung der Werktätigen im Betrieb nach ernährungswissenschaftlichen Grundsätzen mit einer vollwertigen, warmen Hauptmahlzeit und einer Zwischenverpflegung sowie mit Erfrischungen zu sichern. Er hat insbesondere für die Schichtarbeiter eine den spezifischen Arbeitsbedingungen entsprechende Versorgung zu gewährleisten.“

Um nun eine die Gesundheit fördernde und erhaltende Ernährung der Werktätigen in der betrieblichen Gemeinschaftsverpflegung zu sichern, werden die Betriebe verpflichtet, bestimmten ernährungswissenschaftlichen Prinzipien nachzukommen, wie z. B. Bereitstellung einer vollwertigen, warmen Hauptmahlzeit für jeden Werktätigen während der Arbeitszeit, die schmackhaft, sättigend, abwechslungsreich und den ernährungsphysiologischen Bedürfnissen der im Betrieb Tätigen angepaßt sein muß und die Anpassung der Werktätigen an den Schichtrhythmus erleichtert (wobei eine bestimmte Frist zwischen Speisenherstellung und -verzehr eingehalten werden muß).

Es ist anzustreben, daß jeder Werktätige die Möglichkeit hat, sich unmittelbar bei der Auswahl seiner Speise über den Nahrungsenergiewert zu informieren, wie die folgenden Auszüge aus der „Anordnung über ernährungshygienische Grundsätze in der Gemeinschaftsverpflegung der Betriebe“ (GBl. der DDR, Teil I 1978, Nr. 36) nachdrücklich unterstreichen:

§ 1

(1) Diese Anordnung gilt für alle volkseigenen Betriebe, Kombinate und Einrichtungen. Sie ist auf die Gewährleistung der Versorgung der Werktätigen in den Betrieben und Einrichtungen mit einer nach ernährungswissenschaftlichen Grundsätzen hergestellten vollwertigen warmen Hauptmahlzeit gerichtet.

§ 3

(1) Die Hauptverpflegung ist in jeder Schicht in Form von warmen Mahlzeiten zur Verfügung zu stellen . . .

(2) Die Kost ist schmackhaft, sättigend, abwechslungsreich und in hoher Qualität herzustellen und den ernährungsphysiologischen Bedürfnissen der Werktätigen anzupassen. Das wiederholte Angebot gleicher Speisen innerhalb von zwei Wochen sollte vermieden werden.

(4) Beim Speisenangebot ist vom Arbeitsschweregrad der Werktätigen in den Betrieben auszugehen . . .

(6) Bei Abgaben der warmen Hauptmahlzeit ist der Nahrungsenergiewert in Kilokalorien (ab 1985 in Kilo-Joule) je Portion anzugeben. Der Nahrungsenergiewert ist auf Speisekarten, Hinweistafeln oder in anderer geeigneter Form anzugeben.

(7) . . . Die Fristen zwischen Speisenherstellung und -verzehr sind so kurz wie möglich zu bemessen und dürfen 4 Stunden nicht überschreiten.

§ 4

(1) In der Nachtschichtverpflegung sind die besonderen physiologischen Bedingungen des Tag-Nacht-Rhythmusses zu berücksichtigen, um die Anpassung an den Schichtrhythmus zu fördern.

(2) Die Nachtschichtverpflegung muß leicht verdaulich sein, sehr fettreiche Speisen sind zu vermeiden ... Stimulierende Getränke, wie z.-B. Tee, sind anzubieten.

(3) Die Nachtschichtverpflegung besteht aus einer warmen Hauptmahlzeit und einer Zwischenverpflegung ...

(5) Die Pausen für die Nachtschicht sollen nach dem ersten Drittel für die Aufnahme der Hauptmahlzeit und nach dem zweiten Drittel für die Zwischenverpflegung eingelegt werden.

§ 6

Entsprechend den Erfordernissen und Möglichkeiten ist in den Einrichtungen der Gemeinschaftsverpflegung der Betriebe die Ausgabe von Diätgerichten (Schonkost oder Stoffwechsel-Grunddiät) zu gewährleisten.

Von der Qualität der Leitungstätigkeit im Betrieb hängt es ab, inwieweit diese gesellschaftlichen Aufgaben im Betrieb und besonders in den entsprechenden Struktureinheiten des Betriebes — wie z. B. dem Bereich der Arbeiterversorgung und den Einrichtungen des Betriebsgesundheitswesens — erfüllt werden und sich die entsprechenden Verantwortlichen ihrer Aufgabe bewußt sind. Diese Verantwortlichkeiten sind als eine grundsätzliche gesellschaftliche Pflicht und als ein nicht zu unterschätzender Schwerpunkt der Arbeits- und Lebensbedingungen der Werktätigen in der Direktive des IX. Parteitages der SED hervorgehoben worden.

Eine detailliertere Festlegung der Verantwortlichkeiten der genannten Struktureinheiten im Betrieb erfolgt ebenfalls in der schon erwähnten „Anordnung über ernährungshygienische Grundsätze in der Gemeinschaftsverpflegung der Betriebe“:

„§ 2

(1) Die Leiter der Betriebe, Kombinate und Einrichtungen sowie die Vorstände der Genossenschaften tragen die Verantwortung für die Durchsetzung einer leistungssteigernden und gesundheitsfördernden Ernährung in der Arbeiterversorgung ...

Die verantwortlichen Mitarbeiter in den Einrichtungen der Gemeinschaftsverpflegung haben sich ständig über die ernährungs- und kochwissenschaftlichen Erkenntnisse zu informieren und diese anzuwenden.

(2) Die Leiter der Einrichtungen des Betriebsgesundheitswesens bzw. die von ihnen beauftragten Mitarbeiter unterstützen die Leiter der Betriebe und beraten die Küchenleitungen, organisieren die betriebliche Kontrolle über die Einhaltung der Festlegung dieser Anordnung und wirken an einer zielgerichteten Öffentlichkeitsarbeit zur Überzeugung und Gewinnung der Werktätigen für eine gesunde Ernährung mit ...

(3) Zur weiteren Verbesserung der Gemeinschaftsverpflegung in den Betrieben haben die Küchenleiter eng mit den Vertretern der staatlichen Hygieneinspektion, des Betriebsgesundheitswesens und der Organe der Betriebsgewerkschaftsleitung (Küchenkommission, Kommission für Sozialpolitik bzw. Kommission der Arbeiterversorgung) zusammenzuarbeiten.

(4) Die Küchenleiter haben die ständige Verbesserung der Qualität der Speisen in ihre Leitungstätigkeit und den sozialistischen Wettbewerb einzubeziehen.“

In dieser Anordnung wird die Übereinstimmung der gesellschaftlichen und der persönlichen Interessen besonders deutlich. Die Rolle der Organe der BGL als Interessenvertreter der Werktätigen wird direkt angesprochen, sie haben ihre Arbeit auch auf die Verbesserung der Gemeinschaftsverpflegung im Betrieb zu richten.

Im Rahmen einer soziologischen Studie

versuchten wir festzustellen, wie dieser Umsetzungsprozeß der gesellschaftlichen Interessen in einem Produktionsbetrieb in Berlin vonstatten geht.

Zunächst wurde geprüft, ob und wie das gesellschaftliche Interesse an einer gesundheitsfördernden und -erhaltenden Ernährung als Aufgabe und Anforderung innerhalb des Produktionsbetriebes erscheint, wie es mit den betrieblichen Bedingungen zusammentrifft, wie es auf die Werktätigen wirkt und wie es durch sie selbst realisiert wird. Die gesellschaftlichen Aufgaben auf diesem Gebiet, die auf ernährungswissenschaftlichen Erkenntnissen basieren, sind in entsprechenden Planteilen und Kennziffern des Betriebsplanes (besonders im Planteil Arbeits- und Lebensbedingungen), im Betriebskollektivvertrag und in den Wettbewerbsverpflichtungen des Küchenkollektivs verankert. So heißt es im Betriebskollektivvertrag u. a.:

„Zur Versorgung der Betriebsangehörigen in allen Schichten wird gewährleistet, daß

— in allen Schichten eine vollwertige, schmackhafte und abwechslungsreiche Warmverpflegung angeboten wird

— in der Normalschicht 4 Gerichte, davon ein Schonkostessen, gereicht werden, darunter ein Essen zum Preis von —,60 M

— zu den Hauptmahlzeiten durch das Büfett entsprechende Vor- und Nachspeisen, insbesondere saisonbedingte Obst- und Gemüsesalate zum Kauf bereit gestellt werden ...“

In dem Berliner Produktionsbetrieb ergab sich im Verlaufe der Untersuchung, daß die Verantwortlichkeiten — besonders im Versorgungsbereich — so angelegt sind, daß sie nicht genügend Spielraum zulassen.

Ungünstig erschien uns, daß die Verantwortung zur Realisierung der Gemeinschaftsverpflegung dem Ökonomischen Direkter des Betriebes unterstellt ist. Da dessen Arbeitsfunktion primär der Produktionsplanerfüllung gilt, überlagern sich oft in Hochdruckzeiten die Fragen der Gemeinschaftsverpflegung mit Fragen der Produktion und laufen deshalb Gefahr, vernachlässigt zu werden.

In der Regel ist die Gemeinschaftsverpflegung im ökonomischen Bereich angesiedelt, deshalb sollten Überlegungen getroffen werden, wie dieser Verantwortungsbereich effektiver wirksam werden kann. Effektiver wirksam werden heißt, die Interessen der Gesellschaft und die persönlichen Interessen der Werktätigen an einer gesundheitsfördernden und -erhaltenden Ernährung in Übereinstimmung zu bringen.

Weiterhin wurde festgestellt, daß in jenem Betrieb der Versorgungsgrad relativ niedrig war (1979: 53,3%) und sicherlich noch ist. Das heißt, daß eine hohe Anzahl Werktätiger (46,7%) nicht am Werkessen teilnahm. Diese Tatsache deutete darauf hin, daß es in der Umsetzung des gesellschaftlichen Interesses an einer gesunden Ernährung der Werktätigen Schwierigkeiten gibt, die zum Teil objektiver Natur waren.

Im Rahmen unserer Untersuchung befragten wir den Betriebsarzt, den Küchenleiter und den 1. Koch, den Vorsitzenden der Küchenkommission, die Verkaufsstellenleiterin, die stellvertretende BGL-Vorsitzende und den Abteilungsleiter des Versorgungsbereiches. Die geführten Expertengespräche gaben den Hinweis, daß hier offensichtlich gesellschaftliche Pflichten vernachlässigt wurden. Das betraf besonders die Arbeit des Betriebsgesundheitswesens, dessen Aufgaben ganz klar in der schon mehrfach zitierten „Anordnung über ernährungshygienische Grundsätze ...“ formuliert sind.

Auch eine gut funktionierende und interessierte Küchenkommission kann einen wesentlichen Einfluß auf die Gestaltung der Gemeinschaftsverpflegung haben. Diese Möglichkeit wird

verschenkt, wenn die Küchenkommission, wie in dem Berliner Betrieb, nur auf dem Papier existiert.
Die objektiven Probleme ergeben sich aus der Versorgungslage im Großhandel, aus dem volkswirtschaftlichen Potential an qualifizierten Küchenkräften für die betriebliche Gemeinschaftsverpflegung (das sehr niedrig ist) und der materiell-technischen Ausstattung der Küche, die in diesem Bereich immer wieder zu einer hohen Fluktuation führt. Eine Minimierung der Auswirkungen dieser Probleme erfordert für den Betrieb, die Arbeits- und Lebensbedingungen im Küchenbereich zu verbessern, die Kaderarbeit in diesem Bereich auf eine qualifizierte Stammbelegschaft auszurichten und damit das Personal zu befähigen, mit dem Vorhandenen eine Gemeinschaftsverpflegung entsprechend dem gesellschaftlichen Interesse an einer gesunden Ernährung der Werktätigen zu gestalten.

Zusammenfassend

kann man feststellen, daß die bestehenden Bedingungen in dem untersuchten Betrieb noch nicht die geforderte, zu Beginn dieses Beitrages geschilderte Interessenübereinstimmung Wirklichkeit werden lassen.
Die Verwirklichung des gesellschaftlichen Interesses an einer gesundheitsfördernden und -erhaltenden Ernährung der Werktätigen wird dort am besten erfolgen, wo das betriebliche Interesse an einer gesunden Ernährung ausgeprägt ist und die Arbeiterversorgung bzw. die betriebliche Gemeinschaftsverpflegung nicht als „notwendiges Übel" behandelt wird. Das hängt zu einem großen Teil auch davon ab, ob der kausale Zusammenhang zwischen einer niveauvollen, den Anforderungen an eine gesunde Ernährung entsprechende Gemeinschaftsverpflegung einerseits und dem Betriebsklima, dem Leistungsvermögen, der Leistungsbereitschaft sowie der Gesunderhaltung der Werktätigen andererseits durch die staatlichen Leiter und die Werktätigen ausreichend erkannt worden ist.
Auf die Herausbildung eines persönlichen Interesses der Werktätigen an einer gesunden Ernährung haben viele Faktoren Einfluß: Erziehung im Elternhaus, Einstellung des Partners zu derartigen Fragen, Bildungsstand, Qualifikationsniveau, Alter, Geschlecht, gegenwärtig existierende Arbeits- und Lebensbedingungen sowohl während als auch außerhalb der Arbeitszeit.
Auf diese Vielfalt von Faktoren wirken im Arbeitsprozeß die entsprechenden Bedingungen der betrieblichen Gemeinschaftsverpflegung ein. Die Auseinandersetzung der Werktätigen mit den entsprechenden Bedingungen der betrieblichen Gemeinschaftsverpflegung — bis hin zur Ablehnung und Nichtnutzung — widerspiegeln das persönliche Interesse gegenüber der betrieblichen Verpflegung. Inwieweit dieses persönliche Interesse der Werktätigen mit einer gesundheitsfördernden und -erhaltenden Ernährung übereinstimmt oder nicht, bedarf in dem erwähnten Betrieb einer weiteren Untersuchung.
Es ist hinreichend bekannt und belegt, daß ein Zusammenhang zwischen einer gesunden, schmackhaften und abwechslungsreichen Kost und der Teilnahme der Werktätigen an der betrieblichen Gemeinschaftsverpflegung besteht. Da die Hälfte der Belegschaft dieses Betriebes nicht am Werkessen teilnimmt, ernährt sich eben diese Hälfte nicht optimal, unter Umständen sogar nicht gesundheitsfördernd. Welche Bedingungen dazu führten, wird Schwerpunkt einer weiteren Untersuchung sein, in deren Verlauf wir die Gründe der Nichtteilnahme am Werkessen, das persönliche Interesse der Werktätigen an einer gesundheitsfördernden und -erhaltenden Ernährung und ihr vorhandenes Wissen darüber sowie ihr Ernährungsverhalten sowohl während der Arbeitszeit als auch außerhalb des Betriebes erforschen werden. Die Ergebnisse dieser Untersuchung werden über den soziologischen Erkennntiszuwachs hinaus dem Betrieb Hinweise geben können, wie die Leitungstätigkeit hinsichtlich einer gesunden Ernährung der Werktätigen noch verbessert werden kann, um so optimale Bedingungen für eine die Gesundheit fördernde und erhaltende Ernährung der Werktätigen sichern zu helfen.

Manuela Bergmann und
Dr. Hilde Kalok
Humboldt-Universität
Institut für
marxistisch-leninistische
Soziologie
Berlin

K. Marquardt

Erfahrungen bei der Qualitätssicherung im Wismut-Handel

Ausgehend von der volkswirtschaftlichen Zielstellung des IX. Parteitages der SED wurden für die Versorgung der Werktätigen des Industriezweiges Wismut und seiner Einrichtungen neue Ideen entwickelt, die in einem „Programm zur Erhöhung des Versorgungsniveaus in den Werkküchen" ihren Niederschlag gefunden haben. Im Mittelpunkt steht dabei vor allem die qualitativ hochwertige Befriedigung der Grundbedürfnisse der Bergarbeiter im Arbeitsprozeß nach warmen Hauptmahlzeiten, Imbissen und Getränken, denn wir wissen, daß die Leistungsbereitschaft der Werktätigen von der Qualität der Versorgung im Betrieb wesentlich mit beeinflußt und stimuliert wird.
Diesem Anliegen Rechnung tragend, wurden unter Führung der Parteiorganisation Wismut der SED im engen Zusammenwirken mit den Trägerbetrieben der SDAG Wismut, den gewerkschaftlichen Organen, dem Gesundheitswesen Wismut und dem Wismut-Handel große Anstrengungen unternommen, um durch ständige Einflußnahme auf die stabile Sicherung einer guten Qualität der Arbeiterversorgung einen hohen Versorgungsgrad zu erreichen und die Effektivität weiter zu erhöhen. Dabei sind wir immer so an die Erfüllung der Aufgaben herangegangen, daß zuerst die Maßnahmen festgelegt und verwirklicht wurden, die für den Kumpel spürbar und schnell zu Verbesserungen in der Arbeiterversorgung führten.

Gegenwärtig haben wir eine Beteiligung an der warmen Hauptmahlzeit in allen Schichten zwischen 90 und 95% zu verzeichnen. Damit haben wir von der Quantität her die Zielstellung zur Einbeziehung der Werktätigen des Industriezweiges Wismut in die Gemeinschaftsverpflegung erreicht, Das heißt aber nicht, daß wir nun keine Probleme mehr haben. Jetzt kommt es darauf an, die Versorgung täglich immer wieder neu in guter Qualität zu sichern, damit wir diesen hohen Versorgungsgrad halten können.

Aus der Erkenntnis heraus, daß eine hohe Speisenqualität, verbunden mit ernährungsphysiologischer Vollwertigkeit, und das Versorgungsniveau insgesamt maßgeblich von der Arbeitsweise und der Motivation der Werktätigen im Speisenproduktionsprozeß bestimmt werden, ist es erforderlich, daß jeder an seinem Arbeitsplatz ständig Qualitätsarbeit leistet, damit das Endprodukt eine stabile Qualität besitzt und vom Essenteilnehmer als solche anerkannt wird.

Die Fachkenntnisse und die Einsatzbereitschaft unserer Werktätigen in den Werkküchen bieten dafür eine gute Grundlage, reichen aber nicht aus, um diese Anforderungen zu erfüllen. Es ist notwendig, auf die Entwicklung des sozialistischen Eigentümerbewußtseins mit Hilfe der massenpolitischen Arbeit ideologisch ständig Einfluß zu nehmen und im Rahmen der sozialistischen Wettbewerbsführung geeignete Formen und Methoden anzuwenden, um gezielt auf die Sicherung der Qualität der Arbeiterversorgung einzuwirken.

In dieser Hinsicht wurden auf dem Gebiet der Gemeinschaftsverpflegung seit mehreren Jahren, ausgehend von der Wissenschaftlichen Sektion „Gesellschaftliche Speisenwirtschaft im FV Lebensmittelindustrie der Kammer der Technik", große Anstrengungen unternommen, um Grundsätze für die Qualitätssicherung in der Gemeinschaftsverpflegung zu entwickeln und Erfahrungen bei der Anwendung von Methoden zur Kontrolle der Qualität zu sammeln.

Wir haben im Wismut-Handel diese Anregungen aufgegriffen und mit unseren Methoden zur Einflußnahme auf eine gute Qualitätsarbeit in den Werkküchen verbunden.

Das Qualitätssicherungssystem

Ausgehend von der langjährig bewährten Wettbewerbsführung um den Titel „Werkküche der ausgezeichneten Qualität" und der regelmäßigen Arbeit mit Versorgungsaufträgen wurde schrittweise ein Qualitätssicherungssystem im Wismut-Handel entwickelt, womit die Bewegung „Meine Hand für mein Produkt" geleitet und stimuliert wird.

Mit vielfältigen politisch-ideologischen und leitungsseitigen Maßnahmen wurde die persönliche Verantwortung eines jeden Mitarbeiters für die Qualitätsarbeit immer mehr in den Mittelpunkt gerückt.

Zu diesem Qualitätssicherungssystem gehören folgende Bestandteile:

1. Die qualitative Vorgabe konkret abrechenbarer Aufgaben zur Verbesserung der Arbeiterversorgung mit Hilfe von quartalsweisen Versorgungsaufträgen individuell für jede Werkküche und die Herstellung der Einheit von Plan (Versorgungsauftrag — Wettbewerbsverpflichtung) und materieller Interessiertheit
2. Der Einsatz von Qualitätsbeauftragten in allen Werkküchen und Schichten und die Arbeit mit dem täglichen Qualitätspaß zur Entwicklung der Qualitätseigenbewertung
3. Die öffentliche Führung des sozialistischen Wettbewerbes im Speisesaal und
4. die regelmäßige Einschätzung der Qualität durch die Küchenkommission der BGL und den Trägerbetrieb (monatliche Bewertung des Versorgungsniveaus auf der Grundlage des Qualitätspasses für das Versorgungsniveau).

Im Mittelpunkt des Qualitätssicherungssystems steht die Qualitätseigenbewertung durch die eingesetzten Qualitätsbeauftragten.

Der dazu entwickelte Arbeitsbogen „Bedarfsübersicht/Qualitätspaß" für die tägliche kontrollfähige Erfassung des Leistungsangebotes und der Qualität der warmen Hauptmahlzeit ist in allen Werkküchen des Wismut-Handels bereits bewährte Praxis.

Dieser Bogen umfaßt

- den Tagesspeiseplan für alle Schichten
- die Kennzeichnung der Gerichte mit Farbsymbolen entsprechend dem Arbeitsschweregrad
- die pro Gericht ausgegebene Portionszahl
- die Angebotsdauer der Gerichte
- die Qualitätseigenbewertung von Geschmack und Aussehen der Speisen durch die Qualitätsbeauftragten des Kollektivs
- Eintragungen zur Speisenqualität durch Kontrollorgane und
- Arbeitsaufträge für den Leiter der nächsten Schicht.

Die Eigenbewertung der Qualität der Speisen wird durch die Bewertungsergebnise der Küchenkommission und die Beurteilung der hygienischen Genußtauglichkeit täglich zu jeder Schicht vor Beginn der Essenausgabe ergänzt. Qualitätsmängel oder Beanstandungen werden sofort festgehalten und beseitigt.

Die kollektive Auswertung des Arbeitsbogens, insbesondere der Ergebnisse der Bewertung der Speisenqualität und der Angebotsdauer der Gerichte erfolgt am nächsten Tag bei gleichzeitiger Beratung der neuen Arbeitsaufgaben.

Wir haben damit erreicht, daß sich die Versorgungskollektive kritischer als bisher mit Mängeln auseinandersetzen und zunehmend mehr Verantwortungsgefühl für die Qualitätsarbeit entwickeln. Letzten Endes zahlt sich das für den Essenteilnehmer in Form einer guten Speisenqualität aus.

Objektbezogener Qualitätspaß

Die Qualität auf dem Teller wird aber auch durch eine Reihe weiterer Faktoren erhöht oder gemindert. Diese Faktoren, die wir in unserem „Programm zur Erhöhung des Versorgungsniveaus in den Werkküchen der SDAG Wismut" herausgearbeitet haben und die in den „Grundsätzen der Qualitätssicherung in der Gemeinschaftsverpflegung" der Sektion Gesellschaftliche Speisenwirtschaft der Kammer der Technik enthalten sind, gehören zum Qualitätsbegriff in der Gemeinschaftsverpflegung. Sie wurden aber in der Vergangenheit noch nicht regelmäßig erfaßt, bewertet und beeinflußt.

Diese Lücke haben wir versucht mit der Erarbeitung eines objektbezogenen „Qualitätspasses für das Versorgungsniveau" zu schließen. Er umfaßt neben der Speisenqualität auch alle wesentlichen Faktoren, die das Versorgungsniveau insgesamt beeinflussen, wie z. B. das

- Niveau der Absatzorganisation und das
- Niveau der Esseneinnahmebedingungen.

Er widerspiegelt das erreichte Versorgungsniveau mit warmen Hauptmahlzeiten durch die Gegenüberstellung von Ist- und Sollqualität.

Der „Qualitätspaß für das Versorgungsniveau" wird monatlich in Auswertung des täglichen Arbeitsbogens „Bedarfsübersicht/Qualitätspaß", des Kundenbuches und aller Hinweise zum Versorgungsniveau gemeinsam von Vertretern des Küchenkollektivs, des Betriebsgesundheitswesens und der Abteilung Betriebliche Betreuung des

Trägerbetriebes der SDAG Wismut unter Regie der Küchenkommission auf der Grundlage eines festgelegten Bewertungsmaßstabes ausgefertigt.

Bewertungsmaßstab und Qualitätspunkte

Der Bewertungsmaßstab ist nach dem Notensystem von 1 (sehr gut) bis 5 (ungenügend) aufgebaut. 100 Qualitätspunkte sind erreichbar und den Noten — pro Einflußfaktor gewichtet — zugeordnet.
70 Qualitätspunkte umfaßt die Speisenqualität, davon für den Genußwert (Aussehen, Geruch, Geschmack) 40 Punkte, für die Einhaltung der Nähr- und Wirkstoffrelationen 10 Punkte, für die rezepturen- und kalkulationsgerechte Zubereitung 8 Punkte und für die abwechslungsreiche Speisenplangestaltung 12 Punkte.
10 Qualitätspunkte sind für das Niveau der Absatzorganisation erreichbar, davon für die Zweckmäßigkeit der Absatzorganisation 4 Punkte, für die Schnelligkeit (Wartezeit am Schalter) und für den Zustand von Bestecks, Geschirr und Tabletts 4 Punkte.
10 Qualitätspunkte sind für die Einhaltung der Hygiene-, Ordnungs- und Sicherheitsvorschriften erreichbar und 10 Qualitätspunkte werden für das Niveau der Esseneinnahmebedingungen vergeben, die vom Kollektiv der Werkküche beeinflußbar sind; davon für die Ordnung und Sauberkeit im Speisesaal und an den Schaltern 4 Punkte, für die Aktualität und Vollständigkeit der Angebotstafel 2 Punkte, und für die öffentliche Wettbewerbsführung im Speisesaal 4 Punkte.
Darüber hinaus wirken natürlich auch solche Einflußfaktoren auf das Versorgungsniveau wie z. B.:
- die Gestaltung des Speisesaals (Einheitliche Bestuhlung, künstlerische Ausgestaltung, Raumteiler, Blumenschmuck)
- die Lichtverhältnisse im Speiseraum
- die klimatischen Bedingungen

die wir aber beim Qualitätspaß nicht mit bewerten, da diese Verhältnisse vom Küchenkollektiv nur bedingt und nicht unmittelbar beeinflußt und verändert werden können. Dazu bedarf es teilweise langfristiger Maßnahmen, die mit dem Trägerbetrieb über die Plandiskussion und die jährlichen Versorgungsverträge veranlaßt und vereinbart werden müssen.
Die dargestellte Wichtung der Einflußfaktoren basiert auf Ergebnissen, die auf Problemdiskussionen mit erfahrenen Praktikern und Leitungskadern der Arbeiterversorgung Wismut beruhen.
Im Bewertungsmaßstab sind die Anforderungen für die Erreichung der möglichen Qualitätspunkte pro Einflußfaktor fixiert. Dazu ein Beispiel: Für die Speisenplangestaltung können maximal 12 Punkte erreicht werden.
Bewertet werden
- die Einhaltung der Sortimentsstruktur
- das bedarfsgerechte und jahreszeitlich differenzierte Angebot
- das Angebot von mindestens drei verschiedenen Gerichten bis Ausgabeschluß
- die breite Ausnutzung der Rezepturenkartei
- keine Wiederholung der gleichen Gedeckzusammenstellung innerhalb von zehn Kochtagen.

Qualitätssteigerung durch enge Zusammenarbeit aller Verantwortlichen

Gegenwärtig arbeiten fünf Werkküchenkollektive des Wismut-Handels als Erstanwender mit dem „Qualitätspaß für das Versorgungsniveau". Er ist bei diesen Kollektiven bereits zum festen Bestandteil der sozialistischen Wettbewerbsführung geworden. Das ist das Resultat umfassender politisch-ideologischer Arbeit, durchgeführter Schulungen und guter Unterstützung der Werkküchenkollektive durch leitende Kader der Gewerkschaft, des Gesundheitswesens und der Arbeiterversorgung Wismut. Es hat sich dabei gezeigt, daß spürbare Verbesserungen des Versorgungsniveaus in der Gemeinschaftsverpflegung nur durch eine enge Zusammenarbeit zwischen allen für die Versorgung Verantwortlichen erreicht werden können.
Auf der 10. Tagung des ZK der SED hat der Kandidat des Politbüros und Sekretär des Zentralkomitees, Genosse Werner Jarowinsky, im Bericht des Politbüros zum Ausdruck gebracht, daß
„jede weitere Verbesserung der Versorgung mehr denn je von der vollständigen Erfüllung der Planaufgaben, ... von der Verbesserung ihrer Struktur und Qualität und nicht zuletzt von der umsichtigen, verantwortungsbewußten Arbeit ... aller an der Versorgung Beteiligten abhängt".
Das trifft voll und ganz auch auf die Durchführung der Gemeinschaftsverpflegung zu, wo die organisierte regelmäßige Zusammenarbeit der beteiligten Partner noch nicht überall die erforderliche Qualität aufweist.
Eine Schlüsselstellung für die Sicherung einer fruchtbaren Zusammenarbeit aller Partner kommt dabei unseres Erachtens der gewerkschaftlichen Küchenkommission zu.
Dieses Gremium kann und muß als Interessenvertreter der Essenteilnehmer maßgeblichen Einfluß auf die Verbesserung des Versorgungsniveaus ausüben. Das erfordert eine regelmäßige Arbeit, Einsatzbereitschaft und persönliches Engagement der Mitglieder sowie einen Vorsitzenden der Küchenkommission, der sich des Vertrauens und der hohen Verantwortung bewußt ist.
Nicht umsonst haben wir die fortgeschrittensten Erfahrungen und besten Ergebnisse bei der Arbeit mit dem Qualitätspaß für das Versorgungsniveau im Jugendkollektiv der Werkküche des Jugendbergbaubetriebes „Ernst Thälmann" gesammelt. Dieses Kollektiv wird von einer ausgezeichnet arbeitenden Küchenkommission unterstützt und erfüllt initiativreich das übertragene zentrale Jugendobjekt zur beispielhaften Durchsetzung des Qualitätssicherungssystems in der Gemeinschaftsverpflegung. Dieses Kollektiv wurde als Konsultationszentrum für die Qualitätssicherung und -bewertung im Wismut-Handel entwickelt.
Unsere bisherigen Erfahrungen bestätigen die Richtigkeit der gewählten Methode — eine sinnvolle Kombination zwischen Qualitätseigen- und -fremdbewertung durchzuführen und diese weitestgehend konkret meß- und abrechenbar zu gestalten.
Wir haben in den Erstanwenderkollektiven erreicht, daß
- die Versorgung der Bergarbeiter in einer stabil hohen Qualität erfolgt und Niveauschwankungen weitestgehend abgebaut wurden
- das Versorgungsniveau verbessert und insbesondere Ordnung und Sauberkeit in den Speisesälen erhöht wurden
- die Zusammenarbeit und die Wahrnehmung der gemeinsamen Verantwortung für das Versorgungsniveau durch das Werkküchenkollektiv, die gewerkschaftliche Küchenkommission, das Betriebsgesundheitswesen und die Abteilung betriebliche Betreuung des Trägerbetriebes der SDAG Wismut weiter verbessert wurde
- die Wahrnehmung der persönlichen Verantwortung für ein stabil hohes Versorgungsniveau durch zunehmend bewußte Qualitätsarbeit erfolgt
- die Aufdeckung vorhandener Qualitätsreserven zielstrebig über kollektive Wettbewerbsverpflichtungen besser wirksam gemacht wird

— pro Werkküche der Größengruppe „1500—2000 Portionen pro stärkste Schicht" jährlich ein Nutzen von etwa 4 TM durch Steigerung des Versorgungsgrades, Senkung der Warenverluste und Verminderung der Zeiten für Nachbesserung erwirtschaftet werden konnte.

Darüber hinaus wurde mit der Einführung des täglichen Arbeitsbogens „Bedarfsermittlung/Qualitätspaß" und des „Qualitätspasses für das Versorgungsniveau" ein kontrollfähiger Nachweis über die Speisenqualität in allen Schichten und das erreichte Versorgungsniveau geschaffen, der einerseits Wertmaßstab der Arbeit des Versorgungskollektivs ist und andererseits die Klärung von aufgetretenen Problemen und Kritiken wesentlich erleichtert.

Der Aufwand lohnt sich

Durch eine gründliche politisch-ideologische Vorbereitung und ständige Unterstützung der Kollektive konnten von vornherein Vorurteile, wie
— „zuviel Papier" oder
— „ist denn das überhaupt notwendig", „reicht es nicht, wenn das Essen gut ist"

abgebaut und in zunehmendem Maße Interesse und Bereitschaft zur aktiven Mitarbeit geweckt werden. Es hat sich dabei auch als richtig erwiesen, zunächst einige Kollektive so zu befähigen, daß sie selbst als Vorbild und Schrittmacher von den anderen Werkküchenkollektiven anerkannt werden und ihre Ergebnisse beispielgebend wirken. Wir haben dazu vor allem die quartalsweisen Leistungsvergleiche und die 3. Intensivierungskonferenz Arbeiterversorgung des Wismut-Handels genutzt, um die guten Erfahrungen zu verallgemeinern.

Da ein ständiger Vergleich des erreichten Versorgungsniveaus zwischen den Kollektiven infolge Objektbezogenheit und der daraus resultierenden unterschiedlichen Auffassungen und Auslegungen nicht ohne weiteres möglich ist, werden im Rahmen des Kampfes um das Prädikat „Werkküche der ausgezeichneten Qualität" alle vorgeschlagenen Werkküchenkollektive von der gleichen Prüfungskommission nach einheitlichen Bewertungskriterien, deren Kern die Parameter des „Qualitätspasses für das Versorgungsniveau" bilden, untersucht.

Echte Reserven sehen wir noch bei der spürbaren materiellen Stimulierung der Qualitätsarbeit. Unsere Werkküchen arbeiten nach dem Prämienlohnsystem und werden so für die Erfüllung der qualitativen Zielstellungen des Versorgungsauftrages materiell stimuliert. Damit ist von vornherein eine planmäßige Verbindung zwischen Qualität und Lohn hergestellt. Es gilt, über den Versorgungsauftrag durch die Orientierung der aus dem Qualitätspaß für das Versorgungsniveau ersichtlichen individuellen Qualitätsreserven noch stärker auszubauen.

Die Qualitätsarbeit hat in allen Werkküchen der Arbeiterversorgung Wismut einen festen Platz in der Leitungstätigkeit gefunden und steht im Mittelpunkt der Wettbewerbsführung.

Wir werden gemeinsam mit der SDAG Wismut und dem Zentralvorstand der IG Wismut den beschrittenen Weg zur Qualitätssicherung und -bewertung im Interesse unserer Essenteilnehmer konsequent weiter fortsetzen und damit unseren Beitrag zur Erhöhung der Qualität und Effektivität der Arbeiterversorgung leisten.

Dipl.-Wirtsch. K. Marquardt
Abt. Arbeiterversorgung
Hauptdirektion Wismut-Handel
Karl-Marx-Stadt

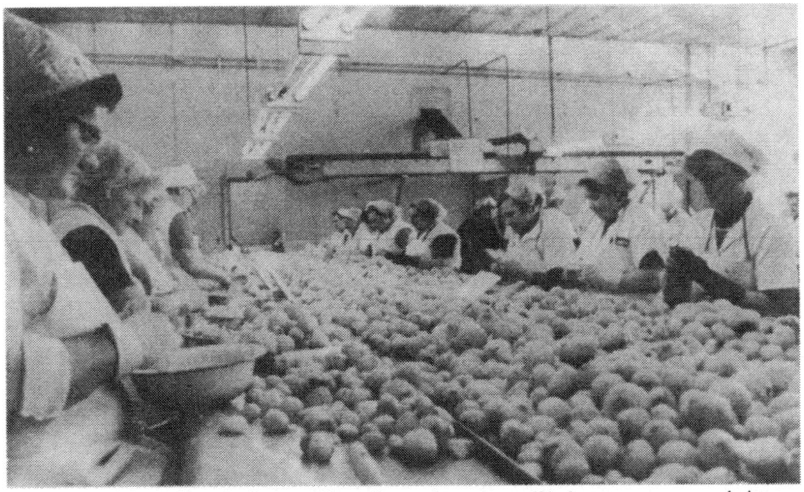

Zu den Betrieben, die ständig zur Herstellung einer guten Werkessenversorgung beitragen, zählt auch die Zwischenbetriebliche Einrichtung (ZBE) Andisleben im Bezirk Erfurt. Unser Bild zeigt die Putzlinie der Schälhalle, wo die mechanisch geschälten Kartoffeln den „letzten Schliff" bekommen, um dann die Basis bei der Produktion der Thüringer Kloßmasse zu bilden. Durch die fleißige Arbeit der Frauen dieser ZBE konnten allein durch diesen Betrieb im vergangenen Jahr über acht Millionen Klöße hergestellt werden

PERSONALIA

Wir gratulieren

78 Jahre
Frau Ruth Fabiasch
Berlin, 12. 3. 1981

65 Jahre
MR Dr. Gotthart Merker
Bergholz-Rehbrücke, 23. 4. 1981

60 Jahre
OMR Prof. Dr. Werner Ries
Leipzig, 20. 3. 1981

Frau Ursula Rössing
Magdeburg, 11. 4. 1981

Bataten,

auch Süßkartoffeln genannt, werden in vielen tropischen Ländern angebaut. Die ganze Pflanze wird genutzt: junge Blätter werden als Gemüse (wie Spinat) verzehrt, Blätter und Ranken dienen als Viehfutter, und die Wurzelknollen, die bis zu 3,5 kg wiegen können und süßlich schmecken, werden in den Anbauländern als Massennahrungsmittel wie Kartoffeln verwendet.

Die Knollen werden gekocht, gebraten oder in Öl geröstet. Frische Knollen sind schlecht lagerfähig. Sie müssen innerhalb von einer Woche verarbeitet werden.

G. Pfaff

Zur Prognostik des Lebensmittelverbrauchs und der Ernährungssituation

Erfahrungen anhand der Analyse einer zurückliegenden Prognose

Auf Grund bisheriger Arbeiten zu Lebensmittelverbrauchs- und Ernährungsprognosen können folgende allgemeingültige Gesichtspunkte und Prämissen vorangestellt werden:

- Die Ernährung ist ein elementares Grundbedürfnis
- Der Bedarf an Nahrungsmitteln und die Einkaufsgewohnheiten unterliegen einer bestimmten Stabilität und Regelmäßigkeit
- Das Bedürfnis nach Nahrungsmitteln ist physiologisch begrenzt
- Die sich traditionell herausgebildeten Verzehrs- und Eßgewohnheiten sind zählebig und verändern sich nur langsam
- Brauchbare Maßstäbe wie Beurteilung der Ernährungssituation sowie strategische Rückkopplung einer Ernährungsprognose sind vorhanden
- Eine Fehlprognose auf dem Gebiet des Prokopfverbrauchs von Nahrungsmitteln und der Ernährung könnte zur mangelhaften Befriedigung des Grundbedürfnisses Ernährung führen.

Es versteht sich von selbst, daß letztendlich die Praxis der Prüfstein für die Feststellung der Wahrheit und der Sicherheit von Prognosen ist. Haustein versprach sich bereits 1969 viel von „einer historischen Analyse früherer Prognosen. Das ist ein empirischer Weg zur Verbesserung der Prognostik, dem wir in einiger Zeit großes Augenmerk schenken werden. Voraussetzung dafür ist natürlich, daß die Prognostik im betreffenden Zweig, Gebiet usw. selbst schon eine Geschichte hat und über einen längeren Zeitraum verfolgt werden kann."

Für die vorliegende Arbeit wurde als Ausgangspunkt der vom Zentralinstitut für Ernährung, Abt. Ernährungswirtschaft, am 31. 3. 1969 abgeschlossene Bericht

„Varianten zur Entwicklung der Nahrungsmittelversorgung der Bevölkerung der DDR im Perspektivplanzeitraum (bis 1975) unter besonderer Berücksichtigung ökonomischer und volksgesundheitlicher Aspekte, ergänzt durch einige Hinweise auf die weitere Entwicklung bis 1980"

herangezogen.

Die Auswahl dieser Prognose als Untersuchungsobjekt wird damit begründet, daß sie aus der zurückliegenden Zeit die umfassendste Lebensmittelverbrauchsprognose ist. In ihr wurde, ausgehend von der Entwicklung bis 1967, der Prokopfverbrauch an Lebensmitteln für 1975 und 1980 prognostiziert. Die Anfertigung der Prognose erfolgte somit vor etwa 12 Jahren. Die seinerzeit ermittelten Angaben über die voraussichtliche Entwicklung können jetzt hinsichtlich ihrer Treffsicherheit überprüft werden, um daraus Schlußfolgerungen für die weitere Vertiefung der Prognostik, speziell bezogen auf Lebensmittelverbrauch und Ernährung, ziehen zu können. Dazu gehören im wesentlichen:

- theoretische Fragen der Treffsicherheit
- die Treffsicherheit des vorausgesagten Prokopfverbrauchs bei Nahrungsmitteln
- die Analyse zur vorausgesagten Entwicklung der Ernährungssituation
- die allgemein ableitbaren Schlußfolgerungen zur Vertiefung der Prognostik des Lebensmittelverbrauchs.

Zu theoretischen Fragen der Treffsicherheit und der Toleranzen von Prognosen

Haustein versteht „unter der Prognosesicherheit die Wahrscheinlichkeit des Eintreffens der Vorhersage bei einem gegebenen Komplex von Bedingungen und unter Berücksichtigung der qualitativen und quantitativen Toleranzen. . . . Wir definieren damit Prognosen als Aussagen über das Eintreffen zukünftiger Ereignisse, verbunden mit einer Angabe der Wahrscheinlichkeit ihres Eintreffens in einem qualitativ und quantitativ bestimmten Toleranzfeld unter Berücksichtigung vorhandener und mutmaßlich auftretender Bedingungen."

Soll eine zurückliegende Lebensmittelverbrauchs- und Ernährungsprognose hinsichtlich ihrer Treffsicherheit, der eingetretenen Realität, der vorausgesagten quantitativen und qualitativen Entwicklung einschließlich ihrer Toleranzen überprüft werden, so muß zunächst ein Maßstab über erforderliche Treffsicherheit bei Lebensmittel- und Ernährungsprognosen erarbeitet werden, um an Hand dieses Maßstabes die Prognose beurteilen zu können.

Als grobe Orientierung kann festgestellt werden, daß die Prognosesicherheit abnimmt, je größer der Vorhersagezeitraum ist. Andererseits hängt aber die Prognosesicherheit auch von der Prognostizierbarkeit der Zweige der Volkswirtschaft oder eines Produktes bzw. eines zu erwartenden Ereignisses ab. Haustein hat in diesem Zusammenhang den Planungs- und Prognosehorizont verschiedener Elemente des Reproduktionsprozesses untersucht und dabei den Grundbedürfnissen den weitesten Prognosehorizont zugewiesen, d. h., daß die Prognosesicherheit bei den Grundbedürfnissen relativ groß ist und auch eine hohe Sicherheit mit relativ kleinen Toleranzen erwartet wird.

Grobe Orientierungswerte für prozentuale Prognosetoleranzen sind der Tabelle 1 zu entnehmen. Bringt man diese Tabelle noch mit der Feststellung von Busljakov in Verbindung, daß das „Bedürfnis nach Nahrungsmitteln . . . physiologisch begrenzt" ist, während die „Bedürfnisse nach Industriewaren und insbesondere nach Dienstleistungen . . . keine so exakten Grenzen" haben, so läßt sich daraus für die Prognostizierung des Bedürfniskomplexes Ernährung eine große Prognosesicherheit mit kleinen Toleranzen ableiten.

Das relativ große Maß an Sicherheit von Lebensmittelverbrauchs- und Ernährungsprognosen dürfte auch in den im Denken und Fühlen der Menschen tief verwurzelten Verzehrsgewohnheiten begründet sein. Traditionel-

Tabelle 1
Grobe Orientierungswerte für prozentuale Prognosetoleranzen von Niveaugrößen der wirtschaftlichen Entwicklung (Haustein, 1970)

Typen von Prozessen	Toleranzen			
	im Ausgangsjahr t = 0	5 Jahre	10 Jahre	15 Jahre
Erstens: Volkswirtschaftliche Gesamtgrößen mit hohem Aggregationsgrad (Industrieproduktion, Nationaleinkommen, Gesamtproduktion, Produktion von Elektroenergie)	1—2	2—3	4—6	8—15
Zweitens: Produkte der extraktiven Stufe und der 1. Verarbeitungsstufe mit hohem Anfangsniveau und normaler Steigerung (Roheisen, Stahl, Erdöl, Kohle)	1—2	2—4	5—8	10—20
Drittens: Produkte der extraktiven Stufe mit hoher Steigerung der 2. Verarbeitungsstufe, mit normaler Steigerung sowie traditionelle Produkte der Verarbeitungsindustrie mit hoher Steigerung	1—3	3—5	10—15	20—30
Viertens: Produkte der Verarbeitungsindustrie mit hoher Steigerung	2—4	5—7	15—20	30—50
Fünftens: Produkte der Verarbeitungsindustrie mit außergewöhnlich hoher Steigerung	3—5	8—12	20—25	40—60
Sechstens: Kosten von Investitionsvorhaben	5—8	20—40	50—70	80—90

le Gewohnheiten haben sich in langen Zeiträumen entwickelt und verändern sich nur langsam innerhalb eines Prognosehorizontes. Die Sicherheit einer Prognose hängt unmittelbar auch davon ab, ob wir die Prozesse durch unsere Handlungen — basierend auf unseren prognostischen Kenntnissen — bewußt beeinflussen, d. h. ob auf der Grundlage einer Prognose Maßnahmen ergriffen werden, die die Durchsetzung der prognostischen Erkenntnisse gewährleisten oder auch zu einer Veränderung der Prognose und der Prognosesicherheit führen. Bei der Gestaltung und Beurteilung der zu einer Verbesserung der Ernährungssituation führenden Maßnahmen haben wir durch den Vergleich des Prokopfverbrauchs mit den ernährungsphysiologisch begründeten Richtsätzen einen brauchbaren Maßstab.
Aus dem bisher Gesagten kann festgestellt werden, daß Lebensmittelverbrauchs- und Ernährungsprognosen ein hohes Maß an Sicherheit haben bzw. haben sollten. Aus diesem Grunde sollten die Orientierungswerte für die Prognosetoleranzen bei Lebensmittelverbrauchs- und Ernährungsprognosen ziemlich eng festgelegt werden (siehe Tabelle 2).

Die Treffsicherheit des vorausgesagten Prokopfverbrauchs von Nahrungsmitteln

Die Treffsicherheit des vorausgesagten Prokopfverbrauchs (PKV) wird bei wichtigen Nahrungsmittelpositionen (insgesamt bei 20 Positionen) untersucht. Die Kleinpositionen Reis, Stärke, Nährmittel aus Hafer und Gerste sowie Milchpulver werden nicht berücksichtigt. Genußmittel können nicht Gegenstand der Untersuchung sein, da deren Verbrauch zum damaligen Zeitpunkt nicht prognostiziert wurde.
Zunächst soll kurz auf die Treffsicherheit der Prognosevarianten eingegangen werden. Die Tabelle 3 zeigt einen Vergleich zwischen dem PKV 1975 Ist und den Prognosevarianten hinsichtlich ihrer Treffsicherheit. Dabei und auch in den weiteren Ausführungen wird der tatsächlich eingetretene Verbrauch (Ist) als 100 angenommen, und die Prognosezahlen (P.) werden in Prozent ausgedrückt. D. h., Zahlen über 100 besagen, daß die prognostizierten Werte höher liegen als der eingetretene Ist-Verbrauch (+ Toleranzen) und Zahlen unter 100 bedeuten, daß die Prognosewerte niedriger liegen als der eingetretene Ist-Verbrauch (— Toleranzen).
Die einzelnen Varianten des Nahrungsmittelangebots, die im Jahre 1969 für das Jahr 1975 erarbeitet wurden, sind folgende:
Variante I: Wahrscheinlichkeitsvariante der Industrie, beinhaltet insbesondere die Vorstellungen der Lebensmittelindustrie aus der Sicht der einzelnen Industriezweige
Variante II: Industrievorschlag mit minimalem Fleischangebot

Tabelle 2
Orientierungswerte für Prognosetoleranzen bei Lebensmittelverbrauchs- und Ernährungsprognosen

Projektionszeitraum	Toleranzen
5 Jahre	2— 3 Prozent
10 Jahre	4— 6 Prozent
15 Jahre	8—15 Prozent

Variante III: Industrievorschlag mit höherem Fleischangebot
Variante IV: Vorschlag Handel und Versorgung
Variante V: Kalkulationsvariante der Nahrungsgüterwirtschaft
Variante VI: Gemeinsam von einem Expertenkollektiv erarbeiteter Kompromißvorschlag.
Grundsätzlich muß der Methodik der Erarbeitung von Varianten zugestimmt werden. Analysiert man jedoch die Varianten I bis V (siehe Tabelle 3) hinsichtlich ihrer Treffsicherheit, so muß festgestellt werden, daß sie in der Tendenz — mit wenigen Ausnahmen — alle ähnlich sind, d. h. entweder liegt eine allgemeine Über- oder Unterschätzung der Entwicklung vor. Wie das entstanden ist, darüber können jetzt nur noch Mutmaßungen ausgesprochen werden. Bei der Erarbeitung dieser Prognose zum damaligen Zeitpunkt fanden mehrere Klausurtagungen zwischen den einzelnen Zuarbeitern zur Prognose statt, und es liegt der Verdacht nahe, daß sich dabei die Standpunkte tendenziell angenähert haben. Aus diesem Grunde wird auf eine Diskussion der Treffsicherheit der einzelnen Varianten nicht näher eingegangen.
Im folgenden soll nur die Variante VI, die wahrscheinliche Kompromißvariante, näher untersucht werden. Die Tabelle 4 zeigt den Vergleich zwischen

Tabelle 3
Vergleich zwischen Prokopfverbrauch (PKV) Ist und der Treffsicherheit der Prognosevarianten

Position	1975 Ist	1975 Prognose-Varianten					
		I	II	III	IV	V	VI
	kg	in % (1975 Ist = 100)					
Rindfleisch	22,2	113	104	119	119	114	115
Schweinefleisch	48,0	81	81	83	87	70	83
Geflügel	7,6	79	79	99	104	86	86
Fisch und Fischerzeugnisse	8,5	125	125	101	124	125	106
Trinkmilch (l)	100,8	104	104	97	104	93	104
Kondensmilch	4,5	102	102	102	122	102	133
Magerkäse einschließlich Quark	5,1	118	118	118	116	112	118
Fettkäse	4,9	118	118	118	96	114	118
Eier (Stück)	269	89	95	89	91	93	93
Butter	14,7	95	95	95	100	88	95
Tierische Fette	5,1	128	128	128	128	128	128
Margarine	10,7	103	103	103	103	98	98
Pflanzliche Öle	2,0	155	155	155	135	175	175
Weizenmehl	54,0	94	94	89	90	89	90
Roggenmehl	35,3	127	127	119	120	119	116
Kartoffeln	142,1	95	95	99	100	99	99
Gemüse insgesamt	90,0	102	102	100	103	100	100
Obst insgesamt	47,7	114	114	114	113	114	114
Südfrüchte	18,9	93	93	93	95	93	93
Zucker und Zuckererzeugnisse	36,8	88	88	90	90	117	90

dem tatsächlichen Prokopfverbrauch 1975 (Ist) und dem prognostizierten PKV (wahrscheinliche Kompromißvariante) für 1975 und gibt gleichzeitig Auskunft über die Treffsicherheit.
Betrachtet man die Ergebnisse der Tabelle 4, so kann hinsichtlich der Treffsicherheit bei einem Projektionszeitraum von 6—8 Jahren folgendes festgestellt werden:

- Eine sehr hohe Treffsicherheit (±4%) wurde bei folgenden Nahrungsmitteln erreicht:
  Gemüse ±0%
  Kartoffeln —1%
  Margarine —2%
  Trinkmilch +4%
- Eine mittlere Treffsicherheit (±5 bis ±10%) wurde bei folgenden Nahrungsmitteln erreicht:
  Butter — 5%
  Fisch und Fischerzeugnisse + 6%
  Südfrüchte — 7%
  Eier — 7%
  Weizenmehl —10%
- Eine ungenügende bzw. schlechte Treffsicherheit (mehr als ±10%) wurde bei den Produkten Rindfleisch, Schweinefleisch, Geflügel, Kondensmilch, Magerkäse, Fettkäse, tierische Fette, pflanzliche Öle, Roggenmehl und Obst erreicht.

Selbstverständlich wird die Treffsicherheit bei einem längeren Projektionszeitraum geringer. Bei dem PKV-Vergleich zwischen Prognose und Ist des Jahres 1980 (siehe Tabelle 5) haben wir es mit einem Projektionszeitraum von 11—13 Jahren zu tun (im Jahre 1969 auf der Basis der Ist-Daten des Jahres 1967 prognostiziert für das Jahr 1980). Man kann hier bei etwa ±7% Toleranzen noch von einer sehr hohen Treffsicherheit sprechen. Da in der zurückliegenden Prognose die 80er Zahlen nur als „Hinweise" gedacht waren, dürfen die Ergebnisse der Tabelle 5 nicht überbewertet werden. Trotzdem können auch unter Berücksichtigung der 1975er Prognosezahlen hinsichtlich der eingetroffenen Treffsicherheit einige Schlußfolgerungen gezogen werden. Bei der Prognose stellte man hinsichtlich der Verbrauchsentwicklung bei einigen Produkten die Gesichtspunkte der gesunden Ernährung in den Vordergrund. Die Erwartung, daß sich diese durch das Wirksamwerden von Ernährungserziehung und Sortimentsgestaltung durchsetzen, erwies sich aber als unrealistisch, so daß die Vorhersagen nicht eingetroffen sind. So war z. B. keine Stagnation im Schweinefleischverbrauch zu erreichen, der Rindfleischverbrauch konnte nicht wesentlich gesteigert werden, der Verbrauch an pflanzlichen Ölen blieb weit hinter der vorhergesehenen Entwicklung zurück usw.

Tabelle 4
PKV-Vergleich zwischen Prognose und Ist 1975

Position	1975 Ist	1975 Prognose Var. VI	
	kg	kg	%
Rindfleisch	22,2	25,5	115
Schweinefleisch	48,0	40,0	83
Geflügel	7,6	6,5	86
Fisch und Fischerzeugnisse	8,5	9,0	106
Trinkmilch (l)	100,8	105,0	104
Kondensmilch	4,5	6,0	133
Magerkäse einschließlich Quark	5,1	6,0	118
Fettkäse	4,9	5,8	118
Eier (Stück)	269	250	93
Butter	14,7	14,0	95
Tierische Fette	5,1	6,5	128
Margarine	10,7	10,5	98
Pflanzliche Öle	2,0	3,5	175
Weizenmehl	54,0	48,8	90
Roggenmehl	35,3	41,0	116
Kartoffeln	142,1	140,0	99
Gemüse insgesamt	90,0	90,0	100
Obst insgesamt	47,7	54,5	114
Südfrüchte	18,9	17,5	93
Zucker und Zuckererzeugnisse	36,8	33,0	90

Analyse zur Entwicklung der Ernährungssituation

Die Entwicklung der Ernährungssituation wurde im Jahre 1969 im wesentlichen wie folgt eingeschätzt: „Betrachten wir, von der gegenwärtigen Ernährungssituation ausgehend, die für 1975 vorgeschlagenen Varianten, so zeigt sich hinsichtlich des Kalorienverzehrs keine wesentliche Verbesserung, weil die relative Erfüllung der Verbrauchsrichtsätze nur bei den Varianten III und VI gegenüber 1967 geringfügig zurückgeht. ... Die kalorische Überernährung wird im wesentlichen durch einen zu hohen Fett- und in geringerem Umfang durch einen zu

Tabelle 5
PKV-Vergleich zwischen Prognose und Ist 1980

Position	1980[1] Ist	1980[2] Prognose	
	kg	kg	%
Rindfleisch	24,1	28,4	118
Schweinefleisch	57,7	39,9	69
Geflügel	9,2	7,5	82
Fisch und Fischerzeugnisse	7,0	8,8	126
Trinkmilch (l)	102,0	100,0	98
Kondensmilch	4,5	6,0	133
Magerkäse	5,3	6,1	115
Fettkäse	6,3	6,3	100
Eier (Stück)	287	250	87
Butter	15,4	13,0	84
Tierische Fette	5,3	5,5	104
Margarine	10,4	9,0	87
Pflanzliche Öle	1,8	3,1	172
Weizenmehl	57,9	49,5	86
Roggenmehl	31,1	38,3	123
Kartoffeln	138,5	110,0	79
Gemüse insgesamt	97,8	90,0	92
Obst insgesamt	63,4	77,5	122
Südfrüchte	17,1	22,5	132
Zucker und Zuckererzeugnisse	39,9	32,5	82

[1] PKV 1980 auf der Basis des vorläufigen PKV 1979 eingeschätzt
[2] Im Jahre 1969 vorausberechnet

hohen Zuckerkonsum verursacht. ... bei Realisierung der vorgeschlagenen Verbrauchsentwicklung (werden) zumindest die gegenwärtigen Tendenzen zur fortschreitenden Fehlernährung gestoppt und hinsichtlich wichtiger Kriterien Fortschritte in Richtung auf eine Verbesserung der Volksgesundheit durch die Nahrungsmittelbereitstellung erzielt ..."

Insgesamt also eine realistische bis leicht optimistische Einschätzung, wobei unter Fortschritten bei wichtigen Kriterien vor allem die immer bessere Bedarfsdeckung mit Vitaminen, Mineralstoffen und tierischem Eiweiß verstanden wurde. Die zu erwartende energetische Überernährung wurde relativ gut eingeschätzt, wobei sie durch Einbeziehung der alkoholischen Getränke in die Ernährungsbilanzen an Objektivität hätte gewinnen können. Die im damaligen Forschungsbericht aufgeführten Ernährungs-Soll- und Ernährungs-Ist-Werte können allerdings bei der Überprüfung der Treffsicherheit nicht einfach übernommen werden. Hierbei sind die inzwischen gewonnenen ernährungswissenschaftlichen Erkenntnisse und weiterentwickelte Bilanzierungsmethoden zu berücksichtigen. Im einzelnen sind dies folgende:

— die neu erarbeiteten Empfehlungen für die tägliche Energie- und Nährstoffaufnahme in der Ernährungspraxis der Bevölkerung der DDR
— der neu berechnete durchschnittliche Energie- und Nährstoffbedarf der Bevölkerung der DDR
— die weiter präzisierten Berechnungen zur physiologischen Bewertung des Prokopfverbrauchs an Lebensmitteln.

Aus diesem Grunde wird der prognostizierte Prokopfverbrauch an Nahrungsmitteln nach den neuen Methoden und Richtlinien in den Energie- und Nährstoffverbrauch umgerechnet und mit den Ist-Daten verglichen.

Die Tabelle 6 zeigt einen Vergleich zwischen dem prognostizierten Verzehr (P.) und dem eingetroffenen Ist-Verzehr an Energie und Grundnährstoffen 1975 und die Tabelle 7 die dazugehörige Erfüllung der durchschnittlichen Empfehlungen.

Aus den Tabellen 6 und 7 kann abgeleitet werden, daß die eingetretene Treffsicherheit des prognostizierten Verzehrs an Energie und Hauptnährstoffen für den Horizont von 6 bis 7 Jahren außerordentlich hoch ist, die Toleranzen bewegen sich innerhalb von $\pm 1\%$.

Die Tabellen 8 und 9 geben über die Treffsicherheit des prognostizierten Verzehrs an Energie und Hauptnährstoffen für das Jahr 1980 Auskunft. Bewertet man die Tabellen 8 und 9 hinsichtlich der eingetretenen Treffsicherheit und legt man dabei die in der Tabelle 2 festgelegten Orientierungswerte als Maßstab zugrunde, so zeigt sich mit Ausnahme des Fettverzehrs auch für das Jahr 1980, d. h. für einen Prognosezeitraum von etwa 12 Jahren, eine gute Treffsicherheit.

Diskussion und Schlußfolgerungen

Die Diskussion der Analyse und die Schlußfolgerungen stehen unter dem Aspekt, Hinweise für die weitere praktische Prognostizierung des Lebensmittelverbrauchs und der Ernährung sowie für die Vervollkommnung des methodischen Instrumentariums abzuleiten.

1. Die zurückliegende Prognose ist in keine gesellschaftspolitische Prognose und Strategie, auch in keine gesamtvolkswirtschaftliche Prognose, eingebettet, d. h. sie hat keine Berührungspunkte zu anderen Prognosen, auch nicht zu anderen Wirtschafts- und Wissenschaftsprognosen. Es wird nicht der Platz und die Rolle dieser Prognose im Gesamtsystem dargelegt bzw. bestimmt. Andererseits werden auch keine Schwerpunkte sowie wichtige Kennziffern für die Prognostizierung vorgegeben. Es kann nicht zu den Zielen und Aufgaben einer Lebensmittelverbrauchs- bzw. Ernährungsprognose gehören, künftige Wachstums- und Verteilungsproportionen im gesamtvolkswirtschaftlichen Maßstab zu ermitteln oder zu bestimmen, vielmehr müssen solche Proportionen vorher bekannt sein. Dazu gehören vor allem die Entwicklung der Konsumtionsstruktur, die Geldeinnahmen und -ausgaben der Bevölkerung für Lebensmittel und Industriewaren, nicht zuletzt auch eine demographische Prognose. Da der untersuchten Prognose

Tabelle 6
Vergleich des Ist- und des prognostizierten Verzehrs an Energie und Grundnährstoffen 1975

Position	Maßeinheit	Verzehr je Person und Tag		
		1975 Ist	1975 Prognose	Prognose in % zum Ist
Energie	kcal	2729	2725	99,9
	kJ	11416	11401	99,9
Eiweiß	g	74,7	75	100,4
Fett	g	117,3	118	100,9
Kohlenhydrate	g	318	315	99,1

Tabelle 7
Vergleich zwischen der Ist- und prognostizierten Erfüllung der durchschnittlichen Empfehlung durch den Prokopfverbrauch an Nahrungsmitteln 1975

Position	Erfüllung der durchschnittlichen Empfehlungen in %	
	1975 Ist	1975 Prognose
Energie (ohne Alkohol)	116,1	116,0
Eiweiß	100,9	101,4
Fett	143,1	143,9
Kohlenhydrate	101,2	100,3

keine entsprechenden Vorgaben zugrunde liegen, konnte eine volkswirtschaftliche bzw. gesamtgesellschaftliche Einordnung von den Bearbeitern nur unbefriedigend bewältigt werden.

2. Auf die Bestimmungsfaktoren des Nahrungsmittelverbrauchs wurde in der Prognose ausführlich eingegangen, d. h. auf die zwei Komponenten Bedarf und Angebot, die letztlich den Verbrauch bestimmen. Sowohl der Nahrungsmittelbedarf als auch das Nahrungsmittelangebot werden wiederum von zahlreichen Faktoren bestimmt, die in der genannten Prognose beschrieben werden. Dabei wird u. a. darauf hingewiesen, daß die Quantifizierung der Verbraucherwünsche, resultierend insbesondere aus Einkommen, Haushaltsgröße, Preisen der Nahrungsmittel, Form des Angebots und Kosttraditionen, im Unterschied zur Quantifizierung des Energie- und Nährstoffbedarfs erheblich schwieriger ist. Gerade weil es noch keine befriedigenden Lösungswege für die Quantifizierung der vielen Bestimmungsfaktoren gab und auch noch nicht gibt, sollten vorläufig nur die wichtigsten Faktoren berücksichtigt, aber auch Arbeiten zur Vertiefung in Angriff genommen werden. Bei der Analyse der Prognose zeigte sich sehr deutlich, daß es nicht genügt, die Wirkungsfaktoren global zu beschreiben. Es muß erkennbar sein, welche Faktoren mit welchem Gewicht bei der Ausarbeitung bestimmter Prognosezahlen Berücksichtigung fanden.

3. Weit verbreitet sind die Prognosemethoden, die auf der Sammlung, Systematisierung und Synthetisierung verschiedener Experteneinschätzungen und -befragungen beruhen. Bei der Ausarbeitung der untersuchten Prognose wurde diese Methode ebenfalls angewandt mit dem Ergebnis, daß fünf denkbare Varianten aus der Sicht der einzelnen Experten erarbeitet wurden, um daraus eine gemeinsame Variante abzuleiten.

Wie bereits dargelegt, sind diese Varianten derart ähnlich, daß die Vermutung einer gegenseitigen (z. B. hervorgerufen durch Autorität einzelner Fachexperten, emotionelle Färbung) Beeinflussung der Experten bei gemeinsamen Beratungen nicht ausgeschlossen werden kann. Um einen solchen Mangel zu überwinden, empfiehlt sich die spezielle Organisationsmethode der schöpferischen Arbeit eines Expertenkollektivs, die in der UdSSR als „Methode der gesonderten Bewertung" oder nach der englischen Terminologie „brain storning" genannt wird. Der Kern dieses Verfahrens besteht darin, daß die Perioden der freien und schöpferischen Herausbildung von Vorschlägen und Hypothesen klar von der Etappe der kritischen Bewertung und Synthese der gewonnenen Informationen getrennt werden.

Um die Experteneinschätzungen und kollektive Expertisen so objektiv wie möglich zu gestalten,

— muß eine wechselseitige Unabhängigkeit der Expertenurteile gewährleistet sein
— sollte der Experte die Methoden aufführen, wie er zu bestimmten qualitativen Aussagen gekommen ist
— muß bei der kritischen Bewertung aller Informationen die schöpferische Diskussion stimuliert werden und schließlich
— müssen die Hauptrichtungen aus gesamtgesellschaftlicher Sicht, frei von jedwedem emotionellen Ressortdenken, erarbeitet werden.

Tabelle 9
Vergleich zwischen der wahrscheinlichen Ist-Erfüllung 1980[1] und der prognostizierten Erfüllung 1980[2] der durchschnittlichen Empfehlung durch den Prokopfverbrauch an Nahrungsmitteln

Position	Erfüllung der durchschnittlichen Empfehlungen in %	
	1980 Ist	1980 Prognose
Energie	122,5	113,2
Eiweiß	107,7	102,7
Fett	154,0	136,2
Kohlenhydrate	104,6	99,7

[1] PKV 1980 eingeschätzt auf der Grundlage des vorläufigen PKV 1979
[2] Im Jahr 1969 für 1980 prognostiziert

Tabelle 8
Vergleich zwischen dem wahrscheinlichen Ist-Verzehr 1980[1] und dem prognostizierten Verzehr 1980[2] an Energie und Grundnährstoffen

Position	Maßeinheit	Verzehr je Person und Tag		
		1980 Ist	1980 Prognose	Prognose in % zum Ist
Energie	kcal	2878	2660	92,4
	kJ	12043	11131	92,4
Eiweiß	g	80	76	95,0
Fett	g	126,3	111,7	88,4
Kohlenhydrate	g	329	313	95,1

[1] PKV 1980 eingeschätzt auf der Grundlage des vorläufigen PKV 1979
[2] Im Jahr 1969 für 1980 prognostiziert

4. Internationale Vergleiche sind ein gutes Mittel zum Erkennen von Verbrauchstrends in vergleichbaren Ländern, um auch daraus Erkenntnisse für die eigenen prognostischen Arbeiten zu gewinnen. Die Analyse der Verbrauchsentwicklung in Ländern wie USA, Großbritannien, Niederlande oder Frankreich kann zum Erkennen bestimmter Sättigungsgrenzen beitragen. Beim Ländervergleich sollten wichtige Gesichtspunkte wie übereinstim-

mende Gesellschaftsordnung, ähnliche Verbrauchstrends, ähnliche Ernährungssituationen und gleiche Zielstellung für die Ernährung und Volksgesundheit nicht außer acht gelassen werden.

5. Die in der vorliegenden Arbeit abgeleiteten und begründeten Prognosetoleranzen sind ein Maßstab für die Beurteilung der Treffsicherheit von Lebensmittelverbrauchs- und Ernährungsprognosen. In weiteren Arbeiten sollte die Richtigkeit und Realität dieser Maßstäbe geprüft werden, gegebenenfalls sind die festgelegten Toleranzen zu präzisieren.

6. Betrachtet man die Nahrungsmittel bzw. -gruppen näher, bei denen eine hohe oder zumindest eine relativ gute Treffsicherheit in den prognostischen Aussagen erreicht wurde, stellt sich heraus: Eine hohe bzw. relativ gute Treffsicherheit wurde erreicht, wenn eine weitgehende Übereinstimmung zwischen dem Bedarf, den volkswirtschaftlichen Möglichkeiten seiner Dekkung und den ernährungswissenschaftlichen Erkenntnissen bestand, d. h. also die prognostischen Einschätzungen relativ problemlos vorgenommen werden konnten. Dazu zählten im vergangenen Prognosezeitraum vor allem Gemüse, Kartoffeln, Margarine, Trinkmilch, Butter, Fischerzeugnisse, Südfrüchte, Eier, Weizenmehl.

7. Eine ungenügende bzw. schlechte Treffsicherheit trifft auf Produkte zu, bei denen Bedarf, die Möglichkeiten der Volkswirtschaft und die ernährungswissenschaftlichen Forderungen auseinanderklafften, d. h., wo keine Übereinstimmung zwischen diesen drei wichtigsten Faktoren hergestellt werden konnte. Das betrifft Produkte, bei denen die ernährungswissenschaftlichen Forderungen aus volksgesundheitlicher Sicht in den Vordergrund gestellt wurden, aber eine volle Bereitstellung nicht realisiert werden konnte, wie z. B. die Forderung nach mehr Rindfleisch und Obst. Das heißt, es geht um eine reale Quantifizierung der Bedürfnisse und des Bedarfs für den Prognosezeitraum. Busljakov schreibt in diesem Zusammenhang: „Die Höhe und die Struktur der Bedürfnisse müssen unbedingt nach ihrer realen Befriedigung in einer überschaubaren Perspektive betrachtet werden. Werden dagegen die Bedürfnisse unabhängig von den möglichen Ressourcen errechnet, so hat der quantitative Ausdruck solcher Normen keinen praktischen Wert für die Planung."

Bei Schweinefleisch sahen die prognostizierten Zahlen auf Grund ernährungswissenschaftlicher Forderungen bedeutend kleinere Steigerungsraten vor als eingetroffen. Da die Landwirtschaft aber das Schweinefleischaufkommen mehr als das Aufkommen an Rindfleisch steigerte, konnte den ernährungswissenschaftlichen Forderungen nicht voll Rechnung getragen werden. Bei Magerkäse, Roggenmehl und pflanzlichen Ölen korrespondierten zwar die volkswirtschaftlichen Möglichkeiten mit den ernährungswissenschaftlichen Forderungen, aber der Bedarf entwickelte sich nicht dementsprechend. Der aus der Sicht der gesunden Ernährung gewünschte Rückgang an Zukker und Zuckererzeugnissen traf ebenfalls nicht ein. Summiert man diese Tendenzen, so kann festgestellt werden, daß bei einer ganzen Reihe von Produkten der prognostische Verlauf des Prokopfverbrauchs nicht den ernährungswissenschaftlichen Forderungen entspricht. Daraus müssen Schlußfolgerungen für die weiteren prognostischen Arbeiten gezogen werden, d. h. Wunschvorstellungen aus der Sicht der Ernährung nützen uns nichts, wenn wir ernährungswissenschaftliche Erkenntnisse und Forderungen nicht in die Praxis umsetzen können.

8. Ob die für die siebziger Jahre typischen Haupttendenzen im Prokopfverbrauch von Nahrungsmitteln auch für die achtziger Jahre ihre volle Gültigkeit haben werden, ist zu überprüfen. Nach dem jetzigen Erkenntnisstand werden sie sich leicht verändern bzw. abschwächen:

- die hohe Dynamik in der Entwicklung des Verbrauchs spezieller tierischer Produkte wird sich voraussichtlich abschwächen
- das relativ geringe Wachstum bzw. der leichte Rückgang des Verbrauchs von pflanzlichen Produkten wird anhalten
- die Stagnation des Verbrauchs von Nahrungsfetten wird sich voraussichtlich manifestieren.

Insgesamt ist der Schluß zu ziehen, daß für die prognostische Arbeit Untersuchungen über das Erreichen bestimmter Sättigungsgrenzen sowohl des Energie- und Nährstoffverbrauchs als auch des Verbrauchs bei einzelnen Positionen bzw. Gruppen des PKV an Bedeutung gewinnen.

9. Die Treffsicherheit des prognostizierten Verzehrs an Nahrungsenergie und Grundnährstoffen hat sich bei einem Projektionszeitraum von 6—7 Jahren als außerordentlich gut erwiesen, jedoch war bei längerem Projektionszeitraum die Treffsicherheit des vorausgesagten Fettverzehrs nicht befriedigend. Einmal ist daraus die Zählebigkeit der Verzehrstraditionen hinsichtlich der absoluten Höhe bzw. Summe der konsumierten Nahrungsmittel abzulesen. Zum anderen ist zu bemerken, daß die bei der Prognose unterstellte starke Wirksamkeit von verbrauchslenkenden Maßnahmen im Sinne einer vernünftigen Ernährung nicht realisiert werden konnte. Deshalb sollte geschlußfolgert werden, bei künftigen Prognosen als Variante auch eine Hochrechnung des Verzehrs an Nahrungsenergie und Grundnährstoffen entsprechend dem vorliegenden Trend vorzunehmen.

10. Die zum Teil aufgetretene Diskrepanz zwischen Prognose und tatsächlicher Entwicklung, zwischen den der Prognose unterstellten Bedingungen und denen, die der realen Entwicklung zugrunde lagen, weist auch darauf hin, daß die Prognose nicht zum Ausgangsmaterial für eine gezielte, planmäßige Entwicklung auf dem Gebiet des Bedürfniskomplexes Ernährung gemacht wurde. Dies liegt zweifellos an einigen Mängeln der Prognose selbst, von denen wesentliche in der Analyse herausgearbeitet wurden. Dies muß aber auch dem noch zu wenig ausgeprägten Verständnis für die Durchsetzung einer von allen beteiligten gesellschaftlichen, staatlichen und wirtschaftsleitenden Institutionen getragenen Ernährungsstrategie zugeschrieben werden. Es zeigt sich also, daß wir das Instrumentarium zur Veränderung erkannter unerwünschter Tendenzen in der Ernährung noch nicht vollständig beherrschen. Insbesondere ist dabei auf die ständige strategische Rückkopplung einer Prognose, auf Ernährungserziehung und -propaganda, ideologisch und ökonomisch gesteuerte Entwicklung der Bedürfnisse und des Bedarfs der Bevölkerung zu verweisen einschließlich des dafür zu schaffenden wissenschaftlich-technischen Vorlaufs.

Literaturhinweise

Empfehlungen für die tägliche Energie- und Nährstoffaufnahme in der Ernährungspraxis der Bevölkerung der DDR, herausgegeben vom Zentralinstitut für Ernährung der AdW der DDR und der Gesellschaft für Ernährung in der DDR, 2. Auflage, Potsdam-Rehbrücke 1980

Haustein, H.-D.: Prognoseverfahren, Verlag Die Wirtschaft, Berlin, 1970

Haustein, H.-D.: Wirtschaftsprognose, Verlag Die Wirtschaft, Berlin, 1979

Dobrow, G. M.: Prognostik in Wissenschaft und Technik, Dietz Verlag, Berlin 1971

Dr. G. Pfaff
Zentralinstitut für Ernährung
der AdW der DDR
Potsdam-Rehbrücke

S. Heyden und B. Stern

Hoffnung für Herzkreislauferkrankte?

Das gesundheitsbewußte Verhalten hat auch bei Bürgern der USA zu bemerkenswerten Änderungen der Ernährungs- und Rauchgewohnheiten, der körperlichen Betätigung und zur Einsicht in die Notwendigkeit der Hochdruckbehandlung geführt. Wie beispielsweise auch in jüngerer Zeit in der Bundesrepublik Deutschland (BRD) finden sich Ansätze zu einer Streuung der sportlichen Aktivitäten vom Kinderturnen bis hin zur Altersgymnastik, die Zahl der Ex-Raucher nimmt zu und es wird schon häufig bewußter, d. h. mit Verstand gegessen. Das bedeutet, eine noch schwer abschätzbare Zahl von Menschen hat erkannt, daß sie darüber nachdenken muß, was sie essen kann, was sie meiden soll, und daß sie nicht alles verzehren kann, was ihr angeboten wird oder was „ihr Herz begehrt".

Mitten in diese erfreuliche Entwicklung hinein kommen nun in der Tagespresse der beiden genannten Länder seit kurzem verwirrende und zum Teil wissenschaftlich falsche Mitteilungen, die hier korrigiert werden sollen. Wenn es das Ziel derartiger Berichte war, tierische Fette und insbesondere Butter, Vollmilchprodukte, Eier und andere cholesterinreiche Nahrungsmittel dem Normalverbraucher in der BRD wieder „ans Herz zu legen", so fragt dieser heute mit Recht: Was ist denn nun eigentlich wissenschaftlich bewiesen?

Die Forschung hat jetzt viele Zusammenhänge geklärt, die bis vor wenigen Jahren noch problematisch waren. Es war zwar seit langem bekannt, daß das wasserunlösliche Fett nicht allein im Blut „schwimmen" kann, sondern durch seine Bindung an Eiweiß transportiert wird. Die internationale Bezeichnung für Fett ist Lipid, die für Eiweiß Protein, weshalb die Kombination von Fett + Eiweiß Lipoprotein genannt wird. Mit Hilfe einer Ultrazentrifuge lassen sich die im Blut transportierten Lipoproteine in ihrer Dichte messen. Man unterscheidet Lipoproteine mit sehr niedriger, mit niedriger und mit hoher Dichte. Für unsere Diskussion interessant sind nur die letzten beiden. Da sich die englischen Bezeichnungen für niedrige Dichte „low density" und die für hohe Dichte „high density" allgemein eingebürgert haben, wurden auch die entsprechenden Abkürzungen in die deutsche Sprache übernommen.

Man spricht deshalb von High Density Lipoprotein (HDL) und Low Density Lipoprotein (LDL). In der Abbildung 1 ist die Zusammensetzung dieser beiden Lipoproteine dargestellt. Es wird deutlich, daß das HDL viel Protein (46%) und relativ wenig Cholesterin (20%) enthält. Das LDL andererseits ist dadurch ausgezeichnet, daß hier der Proteinanteil nur 21%, der Cholesteringehalt dagegen 47% ausmacht. Die anderen zwei Substanzen (Phospholipide und Triglyzeride) sind prozentual etwa gleichmäßig auf HDL und LDL verteilt und spielen für unsere Betrachtungen keine Rolle.

Mit diesen Ausführungen über — laut Autor — „Neuere Erkenntnisse über Ursachen und Möglichkeiten der Bekämpfung der Herz-Kreislauferkrankungen sowie über deren Beziehungen zur Ernährung" setzt die Redaktion der Zeitschrift „Ernährungsforschung" die Veröffentlichung von Artikeln zur Problematik dieser Krankheitsgruppe fort.

Gibt es eine wissenschaftlich begründete Ursache für die Änderungen der US-amerikanischen Lebensgewohnheiten und die Senkung der Sterblichkeitsraten bei kardiovaskulären Erkrankungen oder spielte der Zufall eine Rolle?

Diese Fragen beantwortet in diesem Beitrag der aus der BRD stammende, in den USA arbeitende Ernährungswissenschaftler, der bereits mehrfach zu Studienaufenthalten in der DDR weilte, wobei wir darauf hinweisen möchten, daß der Artikel aus amerikanischer Sicht geschrieben wurde.

Die Frage, welche Bedeutung diese beiden Untergruppen der Lipoproteine besitzen, wird deutlich gemacht durch die Tabelle 1. In ihr sind alle Faktoren, die zu der wünschenswert hohen HDL-Konzentration im Blut beitragen, vertreten. Daß körperliche Aktivität wichtig für uns ist, daß Nichtrauchen besser ist als Rauchen, daß Normalgewicht gesünder ist als Übergewicht und schließlich normaler Gesamtcholesterinspiegel und normaler Blutzucker gut sein müssen im Vergleich zur krankhaften Erhöhung der Blutfettwerte und zum Diabetes, wußten wir schon lange. Nun hat die Wissenschaft darüber hinaus aufgezeigt, daß mäßiger Alkoholgenuß ebenfalls zu diesen positiven Faktoren gehört. Und es zählt auch hier die Vererbung mit: Wer Eltern und Großeltern mit Langlebigkeit hat, hat meist auch hohe HDL-Cholesterinwerte. Die Erhöhung der LDL-Werte weist nahezu ein spiegelbildliches Verhalten auf (Tabelle 2).

Das Risikofaktorenbündel, das die Ärzte während vieler Jahre immer wieder warnend herausgestellt haben, hat sich zum ersten Mal in einem vereinigenden Prinzip darstellen lassen:

Tabelle 1
HDL. Das vereinigende Prinzip der in den letzten 2 Jahrzehnten erarbeiteten Risikofaktoren der ischämischen Herzerkrankungen: Gefährdung durch niedrige HDL-Werte; dagegen wahrscheinlich Schutzwirkung: Hohe HDL-Werte

HDL-Cholesterin hoch	HDL-Cholesterin niedrig
Schwarze Rasse	Weiße Rasse
Frauen	Männer
Körperliche Aktivität	Körperliche Inaktivität
Nicht- oder Ex-Raucher	Raucher
Alkoholgenuß (mäßig)	Alkoholabstinenz
Normalgewicht	Übergewicht
Normocholesterinämie	Hyperlipoproteinämie Typ IV
und	mit Hypercholesterinämie
Normotriglyzeridämie	und Hypertriglyzeridämie
Normaler Blutzucker	Diabetes mellitus
Coronargesunde	Coronarkranke
Kinder coronargesunder Eltern	Kinder coronarkranker Eltern
Mehrfach ungesättigte Fettsäuren	Tierische Fette (gesättigte FS)

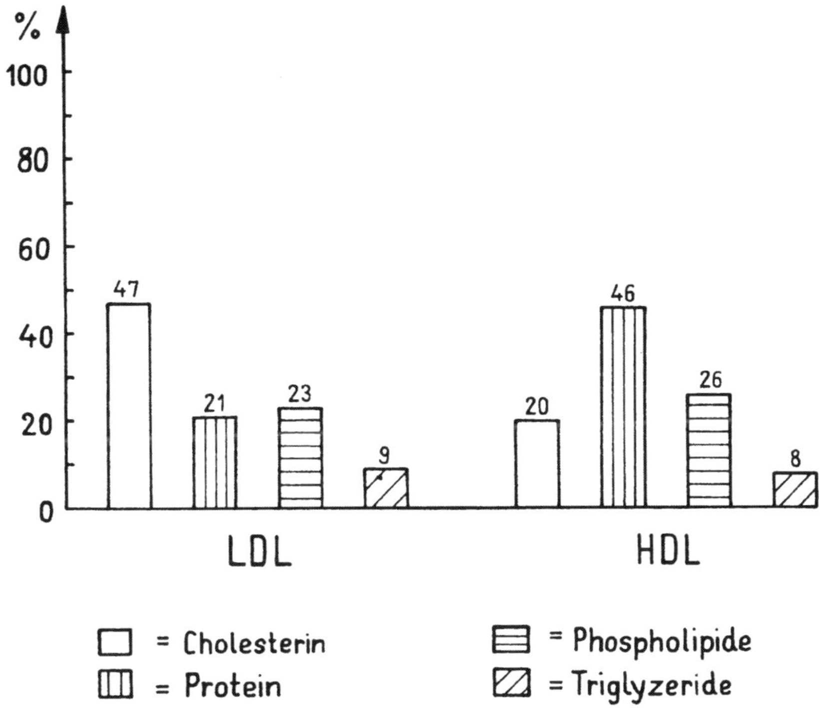

Abb. 1. Zusammensetzung der Plasma-Lipoproteine LDL und HDL

- Körperliche Inaktivität (von Sportärzten als „Faulenzerherz" angeprangert)
- Rauchen (der Raucher „dreht den Gashahn auf" wegen der im Rauch enthaltenen Kohlenmonoxidgase)
- Übermäßiger Verzehr von tierischen Fetten
- Hoher Gesamtcholesterinspiegel
- Adipositas (ein indirekter Risikofaktor).

Daß alle diese Faktoren unserem Willen, unserer Entscheidung unterworfen sind, ist außerordentlich positiv.

Die logische Frage, ob man nun auf Grund der angeführten Tatsachen besser die Untergruppen des Cholesterins im Blut bestimmt oder ob die Gesamtcholesterinbestimmung, wie sie in fast jedem klinischen Labor durchführbar ist, ausreicht, kann heute wie folgt beantwortet werden:

Die Gesamtcholesterinspiegel-Bestimmung in einem zuverlässig arbeitenden Labor gibt nach wie vor eine wertvolle Aussage über die Risikogefährdung und über die Notwendigkeit der Behandlung.

Je höher das Gesamtcholesterin im Blut, um so höher die (gefährlichen) LDL-Cholesterin-Werte. Sind andererseits die Gesamtcholesterinwerte niedrig, liegen die LDL-Cholesterin-Werte ebenfalls auf einem niedrigen Niveau.

Als Beispiel seien Untersuchungen an Kindern der Tarahumaras, eines mexikanischen Indianerstammes, ausgewählt und denen an weißen gleichaltrigen Kindern aus dem nordamerikanischen Bundesstaat Iowa gegenübergestellt. Wie die Tabelle 3 deutlich macht, liegen bei den wünschenswert niedrigen durchschnittlichen Gesamtcholesterinwerten von 118 mg/100 ml die LDL- und HDL-Cholesterin-Werte mit 75 bzw. mit 23 mg/100 ml wesentlich unter den bei weißen Kindern ermittelten Werten.

Tabelle 2
LDL. Das vereinigende Prinzip der in den letzten 2 Jahrzehnten erarbeiteten Risikofaktoren der ischämischen Herzerkrankungen: Gefährdung durch hohe LDL-Werte; dagegen wahrscheinlich Schutzwirkung: Niedrige LDL-Werte

LDL-Cholesterin hoch	LDL-Cholesterin niedrig
Weiße Rasse	Schwarze Rasse
Männer	Frauen
Körperliche Inaktivität	Körperliche Aktivität
Raucher	Nicht- oder Ex-Raucher
Alkoholabstinenz	Alkoholgenuß (mäßig)
Hypercholesterinämie	Normocholesterinämie
Tierische Fette (gesättigte FS)	Pflanzliche Fette (mehrfach ungesättigte FS)
Coronarkranke	Coronargesunde
Verkürzte Lebenserwartung	Normale Lebenserwartung

Die biologische Bedeutung des HDL-Cholesterins

Es ist auf Grund experimenteller Beobachtungen nachgewiesen, daß dem HDL-Cholesterin eine sehr wesentliche Bedeutung zukommt, um unseren Cholesterinstoffwechsel im Gleichgewicht zu halten. Diese Funktion kann am einfachsten mit der Müllabfuhr verglichen werden, wobei die hohen Gesamtcholesterin- und hohen LDL-Cholesterinansammlungen in den Körperzellen, besonders den Zellen der Blutgefäßwände, als „Müll" bezeichnet werden. Das Cholesterin wird abgelagert und verbleibt dort. Nur wenn genügend von dem „Schutz"-HDL-Cholesterin im Blut vorhanden ist, transportiert das HDL das Cholesterin aus den Zellen einschließlich den Koronararterienwänden heraus zur Leber, wo es abgebaut und anschließend über die Galle in den Darm ausgeschieden wird. Diese Fähigkeit des HDL wird im Englischen als „scavenger" („Straßenkehrer") bezeichnet; die bildliche Darstellung zeigt im Zentrum HDL, das die Cholesterinkristalle zur Leber transportiert (Abbildung 2).

Wenn aber nun der Gesamtcholesterinspiegel niedrig ist, und — wie das am Beispiel der mexikanischen Indianerkinder bereits gezeigt wurde — damit auch der LDL-Cholesterinspiegel niedrig liegt, ist entsprechend unserem Vergleich kaum „Müll" abzuholen. Wenn kein „Müll" vorhanden ist, muß auch keine Müllabfuhr funktionieren. Daher ist es nicht verwunderlich, wenn die HDL-Werte in Bevölkerungen mit geringen Gesamtcholesterinspiegeln sehr niedrig liegen.

Im Mai 1979 veröffentlichte das „British Medical Journal" den in Tabelle 4 wiedergegebenen Vergleich der Serumcholesterinkonzentration zwischen gleichaltrigen Männern der Massai und Englands.

Der erstaunlich niedrige HDL-Spiegel der Massai — ein Volk ohne Herzkranzgefäßerkrankungen — ist der Beweis dafür, daß ihre Herzkranzgefäße keine „Müllabfuhr" benötigen. Somit verwundert es auch nicht, daß die Massai zum Beispiel in der etwa 4 Monate anhaltenden Regenzeit die zu diesem Zeitpunkt besonders fettreiche

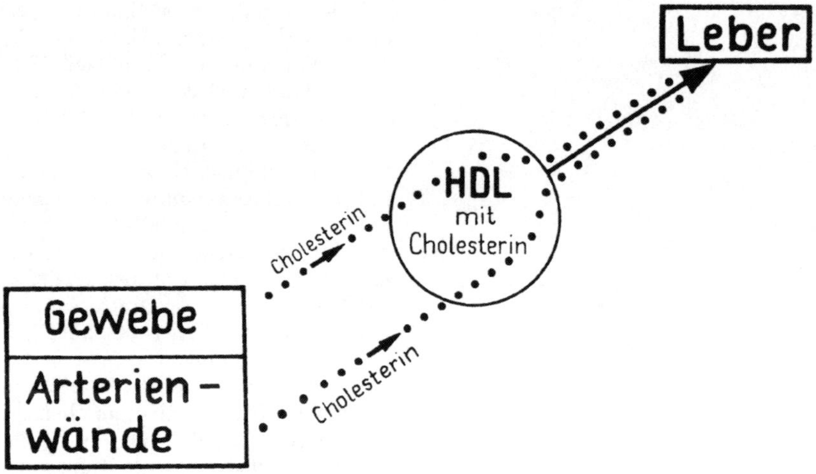

Abb. 2. HDL — der Cholesterin-„Straßenkehrer". HDL transportiert Cholesterin aus den Geweben einschließlich den Arterienwänden in die Leber mit dem Ziel der Verstoffwechslung und Ausscheidung durch den Darm. Vermutlich ist HDL auch mitbeteiligt bei der Verhinderung der Cholesterin-Ablagerung in den Arterienwänden. Somit limitiert HDL die Cholesterin-Ablagerung und fördert die Cholesterin-Ausscheidung (nach Miller, G. J. und N. E. Miller: Lancet 4 (1975) 16—19).

Kamelmilch (7% Fett im Vergleich zu 3% Fett in der Kuhmilch) „ungestraft" trinken können.

Gesundheitserziehung in den USA

Um den gegenwärtigen Stand der sich laufend verändernden Mortalitätsraten bei den koronaren Herzerkrankungen und den zerebrovaskulären Krankheiten in den USA zu interpretieren, ist es notwendig, nicht nur die gefäßkrankheitsbedingten Todesursachen, sondern auch die Gesamtsterblichkeit zu berücksichtigen. Tabelle 5 demonstriert den prozentualen Rückgang in allen vier Rasse-Geschlechtsgruppen, u. a. auch unter Berücksichtigung der Abnahme der Sterblichkeit an allen Todesursachen bei Negern, deren Lebenserwartung bisher um rund 5 Jahre niedriger als die der Weißen lag.

Tabelle 3
Durchschnittscholesterinwerte bei Kindern (mg/100 ml Serum)

	Tarahumara-Indianerkinder	Weiße Kinder im US-Bundesstaat Iowa
Gesamtcholesterin	118	163
LDL-Cholesterin	75	103
HDL-Cholesterin	23	50
VLDL-Cholesterin	20	8

Für die Einwohner der USA hat sich nach den Angaben des Nationalen Zentrums für Gesundheits-Statistiken aus dem Jahre 1978 [3] die durchschnittliche Lebenserwartung folgendermaßen entwickelt:

1970 70,9 Jahre
1971 71,1 Jahre
1972 71,2 Jahre
1973 71,3 Jahre
1974 71,9 Jahre
1975 72,5 Jahre
1976 72,8 Jahre
1977 73,0 Jahre

Vor der Betrachtung der Risikofaktoren im einzelnen kann also festgestellt werden, daß die günstigen Veränderungen bei den Gefäßkrankheiten nicht etwa durch Zunahme anderer Todesursachen „kompensiert" worden sind. Daß Gesundheitserziehung im weitesten Sinne etwas damit zu tun hat, wird von keinem mehr ernstlich bezweifelt.

Ernährungsänderungen haben zweifellos einen wesentlichen Beitrag dazu geleistet. Seit 1963 ist der Prokopfverbrauch an Milch und Sahne, Butter, Eiern, von tierischen Fetten und Ölen deutlich zurückgegangen. Im gleichen Zeitraum stieg der Prokopfverbrauch von Pflanzenfett und -öl. In Tabelle 6 sind für den Zeitraum von 1963 bis 1975 die Veränderungen des Prokopfverbrauchs einiger Lebensmittel in den USA und in der BRD zusammengestellt. Sie zeigen den deutlichen Unterschied in der Verzehrsentwicklung beider Länder. In den USA hält diese Veränderung des Prokopfverbrauchs der angeführten Lebensmittel an oder verstärkt sich noch.

Tabelle 4
Vergleich der Serumcholesterinkonzentration zwischen gleichaltrigen Männern der Massai und Englands

	HDL mg/100 ml	Gesamtcholesterin mg/100 ml
Massai	41	184
Engländer	54	240

Zu Artikeln in einer BRD-Zeitschrift

Die Nachrichten über positive Auswirkungen der Gesundheitserziehung auf die Sterblichkeitsraten in den USA scheinen Redakteuren des BRD-Nachrichtenmagazins „Der Spiegel" nicht wert, als Information den Lesern mitgeteilt zu werden (Heft 17 vom 23. 4. 1979). Dafür aber werden Behauptungen kommentarlos abgedruckt, obwohl das Gegenteil wissenschaftlich erwiesen ist.

Zwei schwerwiegende, gegen das Gesundheitsbewußtsein gerichtete Artikel des „Spiegel" sollen hier angesprochen, die dort erhobenen unverantwortlichen Behauptungen korrigiert werden, zumal es sich dabei um zwei der am Infarktgeschehen beteiligten Faktoren handelt.

In einem Interview mit dem amerikanischen Begründer der Persönlichkeits-Streß-Hypothese als „Hauptursache" des Myokardinfarktes, Dr. Friedman, spricht dieser von „Hunderten von Herztoten durch das Jogging (wörtlich übersetzt „Traben", in etwa gleichzusetzen mit einem Dauerlauf)". Er rechnete dem „Spiegel"-Reporter vor, daß „5% aller Herzpatienten beim Jogging sterben werden, wenn sie fünf Jahre lang täglich eine Stunde joggen".

Nach Friedman dürfte der aggressive Persönlichkeits-Typ A überhaupt nicht mitlaufen, denn: „Mit der Zeit wird das Laufen zu einer Art Sucht. Viele Läufer, so meine ich, beherbergen auch

Tabelle 5
Prozentualer Rückgang der Sterblichkeitsraten von 1968 bis 1976 in den USA entsprechend Geschlecht und Rasse (Personen im Alter von 35—74 Jahren)

Todesursachen	Weiße Männer	Weiße Frauen	Neger	Negerinnen	Alle zusammen
Koronare Herzerkrankung	21	27	31	39	24
Zerebrovaskuläre Erkrankungen	31	30	44	47	33
Führende kardiovaskuläre Krankheiten	21	26	33	41	25
Alle Todesursachen	15	16	25	33	17

selbstzerstörerische Tendenzen. Viele von ihnen wissen, daß sie mit dem Tode flirten, aber sie spielen gerne dieses Roulette ... Ich bin nicht sicher, ob Jogging nicht die allmähliche Entstehung von Herzkranzgefäßerkrankungen beschleunigt. Jogging tut nämlich dasselbe wie hoher Blutdruck: Es zwingt das Herz, kräftiger zu schlagen".
Offensichtlich haben weder Dr. Friedman noch die Fachredakteure des „Spiegel" etwas vom Myokardstoffwechsel bzw. der Ökonomisierung des Sauerstoffverbrauchs des trainierten Herzmuskels gehört, sonst hätte Dr. Friedman nicht derartige Behauptungen abgeben können.

Tabelle 6
Veränderungen des Prokopfverbrauches bei einigen Lebensmitteln zwischen 1963 und 1975 (Vergleich USA und BRD); Angaben in %, 1963 = 100%

	USA	BRD
Milch	−19,2	−17
Sahne		+71
Eier	−12,6	+29
Butter	−31,9	−26
Tierische Fette	−56,7	+ 6
Pflanzliche Öle und Fette	+44,1	+ 8

Fest steht: Jeder, der sich heute zum Sport entschließt und das 40. Lebensjahr überschritten hat, muß sich einem Belastungs-EKG unterziehen und dieses jährlich wiederholen lassen. Unter dieser einzigen Voraussetzung kann — ergibt das EKG normale Befunde — jedem trotz Friedman zum Sporttreiben geraten werden, es sei, ein anderes — eventuell orthopädisches — Leiden hält ihn davon ab. So haben sich unter dem positiven Einfluß der Massenmedien als Folge der Direktiven, die von der American Heart Association ausgingen, gegenwärtig schon viele Millionen Amerikaner einer oder mehreren Sportarten verschrieben (siehe Tabelle 7).
Sport schützt nicht vor dem Herzinfarkt, aber es ist erwiesen, daß körperliches Training dem Patienten nach eingetretenem Infarkt eine wesentlich bessere Überlebenschance gibt im Vergleich zum Untrainierten.
Die noch viel schwerwiegenderen Behauptungen, die zu erheblichen Verunsicherungen der „Spiegel"-Leser führen müssen, sind in einem Artikel mit der reißerischen Überschrift „Der große Bluff — Suche nach dem Schurken im Drama Herztod" enthalten. Danach „gilt als erwiesen, daß viele Ursachen in Frage kommen", aber der „Streß" wird gleich an erster Stelle genannt, d. h. ein möglichst unpersönlicher Faktor, der einem die Verantwortung für eigenes Dazutun weitgehend abnimmt. Der „Spiegel"-Berichterstatter fährt fort:
„Damit nicht genug: Statistisch belegt ist auch eine eindeutige und starke Beziehung zwischen weichem Trinkwasser und der Sterberate an koronaren Herzkrankheiten." Die Weichwassertheorie ist durch zahlreiche Widersprüche (z. B. in Städten wie Birmingham und umliegenden Ortschaften, oder in Landbezirken wie Evans County in Georgia) bereits unglaubwürdig geworden, aber daß sie im „Spiegel" überhaupt Erwähnung findet, zeugt von der Absicht dieses Berichtes [4].
Das Ziel scheint zu sein, tierische Fette und insbesondere Butter, Eier und cholesterinreiche Nahrungsmittel dem westdeutschen Normalverbraucher wieder „ans Herz zu legen", nachdem große Anstrengungen der Gesundheitserziehung viele BRD-Bürger zu einem bewußteren Essen überzeugt hat, das sich durch Pflanzenöle und Margarine, magere Fleischsorten, Fisch, Magermilchprodukte und Verzicht auf Innereien als besondere Merkmale auszeichnet.
Um aber der Verwirrung vollends Genüge zu tun, wird für den Laien ein LDL-HDL-Cholesterin-Seminar veranstaltet, das in zwei groben Fehlleistungen ausartet.
Die erste besagt: „Bei der herkömmlichen Bestimmung des Cholesterinspiegels werden die beiden so gegensätzlichen (LDL- und HDL-) Fraktionen als Einheit behandelt — der Doktor tut so, als könne er aus der Summe von HDL und LDL irgendein Risiko erkennen." **(In Wirklichkeit kommt es auf die Konzentration der einzelnen Fraktionen und ihr Verhältnis zueinander an.)**
„So werden denn, wie seit 20 Jahren, Menschen durch die Mitteilung geschreckt, sie hätten einen erhöhten Gesamtcholesterinspiegel" **(obwohl dessen Bestimmung längst überholt ist).**
„Zum Infarktkandidaten wird auch ernannt, wer möglicherweise besonders viel HDL im Blut hat und deshalb in Wahrheit ungefährdet ist! Andererseits wiegt die Gesamtcholesterinbestimmung jene Patienten fälschlich in Sicherheit, bei denen sich ein sehr niedriger HDL- mit einem dazu vergleichsweise hohen LDL-Wert zu einem scheinbar normalen Cholesterinspiegel addiert!"
Hier sind die neuesten Tatsachen, die die oben gemachten Behauptungen völlig entkräften: Eine 7-Länderstudie wird in Kürze ihre 10-Jahresdaten veröffentlichen (Abbildung 3). In allen Ländern, die dieser Studie angehören, wird eine Gesamtcholesterin-Serumkonzentration von 180 mg/100 ml als obere Normgrenze angesehen. Wie die Abbildung 3 zeigt, steigt die Koronarmortalität gleichmäßig im Zehnjahreszeitraum von Cholesterinwerten ab 180 mg/100 ml bis zu dem höchsten Risiko für Personen, die bei Beginn der Studie Cholesterinwerte um 300 mg je 100 ml hatten, an. Diese Tatsache ist durch das umfangreiche Schrifttum hinreichend belegt, so daß die 7-Länderstudie nur noch eine Ergänzung darstellt.
Alle Personen waren zum Zeitpunkt der Erstuntersuchung vor 10 Jahren frei von Erkrankungen der Herzkranzgefäße. Die Abbildung zeigt den Anstieg der tödlichen Herzinfarkte, von den niedrigsten Cholesterinspiegeln mit der geringsten Zahl von Herzinfarkten bis zu dem häufigsten Auftreten von Herzinfarkten bei den höchsten Cholesterinspiegeln. In der Biologie gibt es selten derartig klare und nun schon so häufig wiederholt gefundene Zusammenhänge zwischen zwei Beobachtungen, in diesem Fall der Blutfettwerte

Tabelle 7
Anzahl sporttreibender US-Bürger 1978 (nach CBS World News, 23. 8. 1978)

Skifahren	11 Millionen
Tennis	13 Millionen
Dauerlauf	24 Millionen
Radfahren	100 Millionen

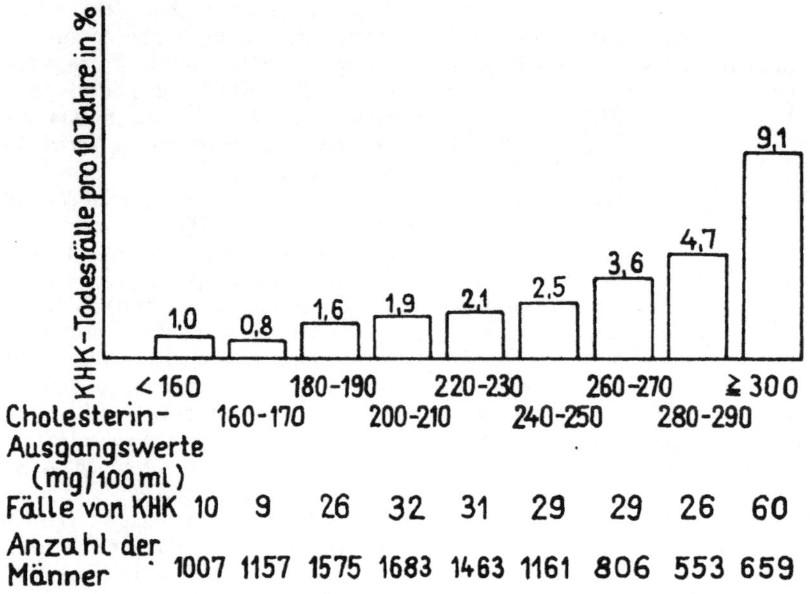

Abb. 3. Neue, noch nicht veröffentlichte Ergebnisse einer 7-Länder-Studie (USA, Griechenland, Finnland, Japan, Italien, SFR Jugoslawien, Niederlande) zeigen eindeutig das starke Anwachsen der kardiovaskulär bedingten Mortalität mit der Zunahme des Gesamtcholesterins im Serum, insbesondere ab Cholesterinwerten über 250 mg/100 ml. Gesamtcholesterin und Todesfälle durch KHK Gruppe ohne kardiovaskuläre Erkrankungen

und der Gefahr für das Auftreten eines Herzinfarktes.

Die Abbildung 4 widerlegt die 2. fälschliche Feststellung, die Bestimmung des Gesamtcholesterins sei „längst überholt". Bei nichtselektierten Männern zwischen 40 und 59 Jahren wurden gleichzeitig das Gesamtcholesterin und die Fraktionen HDL, LDL und VLDL bestimmt. Wie aus der Abbildung 4 klar hervorgeht, ändern sich die HDL-Cholesterinwerte kaum in den einzelnen Gesamtcholesteringruppen und schwanken zwischen 43 und 50 mg je 100 ml. Ganz erheblich korrelieren dagegen die LDL-Cholesterinwerte mit dem Gesamtcholesterin. Es bleibt also bei der Faustregel „je höher das Gesamtcholesterin, desto höher die LDL-Werte". Für eine exakte Diagnose und eine Abschätzung des individuellen Koronarrisikos ist eine Subdifferenzierung des Cholesterins bei Patienten notwendig, deren Cholesterinspiegel zwischen etwa 220 mg und 300 mg/100 ml liegen, und zwar durch die Bestimmung des HDL-Cholesterins.

In Tabelle 8 sind die Gesamtcholesterinwerte aus einigen wichtigen epidemiologischen Studien in den USA von 1948 bis 1966 und 1967—1976 zusammengestellt. Die hier ablesbare Senkung des Gesamtcholesterinspiegels [2] von den 60er Jahren bis in die 70er Jahre bei über 10000 Männern in den USA muß als signifikant (statistisch wie biologisch) akzeptiert werden. Sie ist mit Sicherheit vor allem auf die angeführten Umstellungen im Lebensmittelverbrauch zurückzuführen. Aber die Änderungen des Verbrauchs an bestimmten Lebensmitteln sind nur ein Teil der Gesundheitserziehung in den USA innerhalb der vergangenen 15 Jahre. Auch andere Faktoren haben sich positiv auf Gesundheit und Lebenserwartung ausgewirkt. Die bereits von den Wissenschaftlern der Framingham-Studie [1] vorausgesagten zu erwartenden Veränderungen in der Koronarmortalität sind dabei in etwa eingetreten.

Wichtig sind Untersuchungen zu der Frage, was eine den üblichen Empfehlungen entsprechende Diätform (P/S = 1—2) bei Männern im mittleren Lebensalter mit Hyperlipidämien auszurichten imstande ist [9]. Zu dieser Frage lagen im ersten Vierteljahr 1979 drei Arbeiten vor: Hulley und Mitarbeiter [7, 8] zeigten, daß innerhalb von zwei Jahren bei 1084 Männern der MRFIT (Multiple Risk Factor Intervention Trial) — Studie die HDL-Cholesterinwerte nicht absanken, sondern durchschnittlich gering von 42,1 auf 42,7 mg pro 100 ml anstiegen. Die Oslo-Studie [5] zeigte nach vier Jahren sogar Anstiege der HDL-Cholesterinwerte um 20%, und ein Experiment an Hyperlipoproteinämie-Patienten vom Typ III [6] zeigte ebenfalls mit Hilfe der Diät signifikante Erhöhungen der HDL-Cholesterinwerte nach 2—8 Monaten.

Bei der Hochdruckbehandlung haben verschiedene Untersuchungen der letzten Jahre in den USA nachgewiesen [10], daß Hypertoniker, die nichts von ihrer Krankheit wissen, von etwa 50% auf 30% im Jahre 1976 zurückgegangen sind. Die Prozentzahl von wirkungsvoll behandelten Hypertoniepatienten ist von 16% im gleichen Jahr auf 30% angestiegen, 1979 sogar auf fast 60%!

Das Zigarettenrauchen ist besonders eindrucksvoll in den oberen Sozialschichten stark zurückgegangen, aber auch bei unseren Textilarbeitern in mehreren Großbetrieben von Nord- und Süd-Carolina finden wir jetzt zirka 28% Ex-Raucher! Insgesamt wurden 1977 folgende Zahlen mitgeteilt: Während noch 1964 bei Männern 52% und bei Frauen 32% im Alter über 20 Jahre Raucher waren, reduzierten sich diese Zahlen 1975 auf 39% der Männer und 29% der Frauen [11].

Es erstaunt nach den mitgeteilten Daten nicht, daß neben der Koronar-, Apoplexie- und Gesamtmortalität nun auch die Diabetes-Sterblichkeit in USA einen rückläufigen Trend zeigt, die zur Koro-

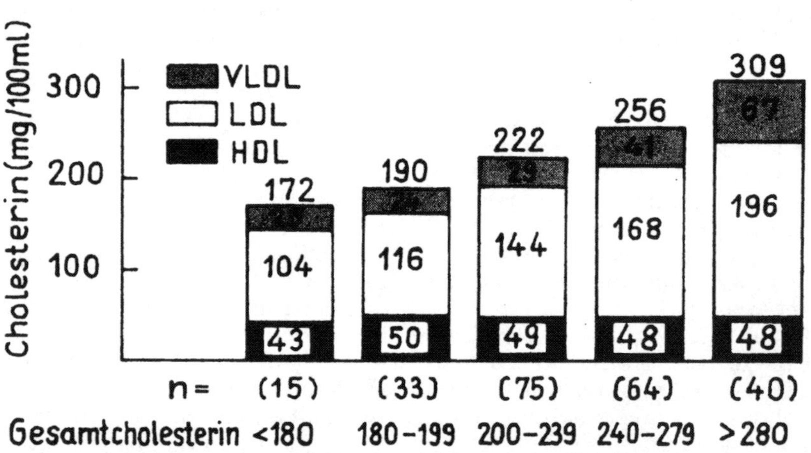

Abb. 4. Minnesota LRC Prevalence Study: Durchschnittlicher Lipoproteinanteil bei steigenden Gesamtcholesterinwerten im Serum (Männer, Altersgruppe 40—59 Jahre).
Untere Zahlenangaben in den Kolonnen zeigen HDL-, mittlere Zahlenangaben LDL- und obere Zahlen VLDL-Werte.

Tabelle 8
Entwicklung der Durchschnitts-Cholesterinwerte in den USA von den 50er Jahren bis zur Gegenwart

Ort (Studie)	Jahr	mg/100 ml	Jahr	mg/100 ml
Albany	1953	231	1972	215
Framingham	1948	227	1974	219
Minneapolis	1966	233	1975	223
Tecumseh	1959—60	231	1967—69	211
LRC-Studie	—	—	1971—76	209
MR FIT-Studie	—	—	1974—75	219
Alle Studien	1948—66	233	1967—76	217

Mittelwerte der Serum-Cholesterin-Konzentrationen von 11671 Männern, 35—64 Jahre, und Vergleichswerte von 398555 Männern, 35—64 Jahre (nach Stamler, 1979)

nar-Mortalitätsentwicklung parallel verläuft.

Zusammenfassung und Empfehlungen

Da es die Mehrzahl unserer Patienten mit Cholesterinspiegeln über 220 mg je 100 ml bevorzugt, ihre Ernährungsgewohnheiten nicht radikal umzustellen, andererseits der Durchschnittsfettgehalt der Nahrung bei 140 g Fett pro Tag liegt, ist es erforderlich, den Anteil der Fette gleichmäßig auf gesättigte (tierische) Fette und mehrfach ungesättigte (pflanzliche Öle und Margarine) Fette zu verteilen. Dabei ist aber daran zu erinnern, daß in unserer gewöhnlichen Kost der Gehalt an unsichtbaren Fetten 50% des Gesamtnahrungsfettgehaltes ausmacht. Daher bleibt für diese Personen nur noch der Verzehr von Pflanzenölen zum Backen, Braten und Kochen sowie Margarine als Brotaufstrich. Die vor allem in Pflanzenölen und in der Margarine enthaltenen mehrfach ungesättigten Fettsäuren üben eine cholesterinsenkende Wirkung aus, während die gesättigten Fettsäuren, vorwiegend in tierischen Fetten enthalten, den Cholesterinspiegel erhöhen. Andererseits wirken mehrfach ungesättigte Fettsäuren auf die HDL-Werte und die gesättigten Fettsäuren auf die LDL-Werte im Serum erhöhend.

Aber „Diät" im Sinne des griechischen Wortes diaita bedeutet viel mehr als nur Umstellung der Verzehrsgewohnheiten, es beinhaltet eine Änderung der ganzen Lebensweise von der körperlichen Betätigung bis zum Nichtrauchen.

Bei Besprechung der HDL-LDL-Cholesterinbeeinflußbarkeit (Tabelle 1 und 2) war bereits darauf hingewiesen worden, wie körperliche Inaktivität sich ungünstig auf die Erniedrigung der HDL- und die Erhöhung der LDL-Werte auswirkt.

Sport in jeder Form (Radfahren, Laufen, Schwimmen, Tennis, Bergwanderungen, sogar die allmorgendliche zehnminütige Gymnastik) ist daher dringend zu empfehlen. Alle genannten sportlichen Betätigungen erfordern eine normale Lungenfunktion, die man sich nur dadurch erhält, daß man nicht raucht. Der Ex-Raucher, der seine liebgewordene Gewohnheit aufgibt, merkt bereits nach durchschnittlich 4 bis 6 Wochen, daß er leichter atmen kann, daß seine Raucher-Bronchitis verschwindet und ein häufig bemerktes allgemeines Druckgefühl in der Brust sich auflöst. Wenn also Raucher vorhaben, das Rauchen aufzugeben, ist es die beste Methode, sich einer Sportart zu verschreiben, um schnellstmöglich in den Genuß der wiedergewonnenen normalen Lungenfunktion zu kommen.

Darüber hinaus erniedrigen sich erhöhte LDL-Werte beim Ex-Raucher und erhöhen sich die niedrigen HDL-Werte. Es war seit langem schon festgestellt worden, daß sich bei der Aufnahme einer Sportart oder beim Aufgeben des Rauchens das Gesamtcholesterin nicht veränderte. Heute wissen wir jedoch, daß die Anteile der beiden wichtigen Untergruppen (HDL und LDL) sich in der unserer Gesundheit zuträglichen Richtung verschieben.

Tabelle 9
Rückgang der altersspezifischen Koronar-Mortalität, 1968—1975, USA

Alter	Abfall %
35—44	27,2
45—54	27,4
55—64	23,5
65—74	25,3
75—84	12,8
85+	19,3

National Center for Health Statistics, Rockville; Quelle: New England Journal of Medicine (1977), 163—165

Wie steht es mit dem Alkohol? Exzesse im Alkoholverbrauch bringen den gesamten Fettstoffwechsel vorübergehend völlig aus dem Gleichgewicht. Bei Volltrunkenheit werden Cholesterinspiegel bis zu 2000 mg/100 ml gefunden, mit milchiger Trübung des Blutserums (sog. Zieve-Syndrom). In 2 bis 3 Tagen klingt diese schwere Hypercholesterinämie wieder ab. Aber andererseits schadet der regelmäßige Gebrauch von zwei bis drei Glas Wein oder Bier offenbar nicht, da die HDL-Cholesterin-Werte leicht ansteigen und die LDL-Cholesterin-Werte, wenn auch nur gering, absinken.

Die Idealperson, wie wir sie uns als Ärzte wünschen, ist demnach Nichtraucher, normalgewichtig, übt mindestens dreimal in der Woche irgendeine Sportart aus, bevorzugt pflanzliche Öle und Margarine vor tierischen Fetten, ist kein Diabetiker oder hat den Blutzuckerwert unter guter medikamentöser Kontrolle — was natürlich ebenso für einen eventuell vorhandenen Bluthochdruck gilt — und genießt einen guten Tropfen Wein (oder Bier), ohne sich zu betrinken. Kommt zu dieser Idealperson noch eine langlebige Familienprognose, so kann sich der Arzt nur freuen. Die Tabelle 9 zeigt, daß es sich lohnt, gesund zu leben.

Literaturhinweise

[1] Brand, R. J., Rosenman, R. H., Sholtz, R. I., et al.: Multivariate predicition of coronary heart disease in the Western Collaborative Group Study compared to the findings of the Framingham Study. Circulation 53: 348—355, 1976

[2] A Comparison of Levels of Serum Cholesterol of Adults 18—74 Years of Age in the United States in 1960—62 and 1971 to 74 (Advance Data from Vital and Health Statistics of the National Center for Health Statistics, February 22, 1977). Washington, D.C., Government Printing Office, 1977, pp 1—7

[3] Final Mortality Statistics, 1976 (DHEW Publication No. (PHS) 78—1120). Vol. 26, No. 12, Suppl. 2, Hyattsville, Maryland, National Center for Health Statistics, 1978

[4] Heyden, S.: The hard facts behind the hard-water theory and ischemic heart disease. J. Chron. Dis., 29: 149—157, 1976

[5] Hjermann, I., Enger, S. C., Helgeland, A., Holme, I., Leren, P. and Trygg, K.: The effect of dietary changes on high density lipoprotein cholesterol. Amer. J. Med., 66: 105—109, 1979

[6] Falko, J. M., Witztum, J. L., Schonfeld, G., Weidman, S. W. and Kolar, N. B.: Type III Hyperlipoproteinemia: Rise in high-density lipoprotein levels in response

(Schluß siehe Seite 52)

B. Schlegel, K. Schönherr und W. Schädlich

Untersuchungen zur Dynamik des Nitrat- und Nitritgehaltes bei der Verarbeitung von Möhren zu Möhrensaft

Einführung

Auf Grund ihres süßen, unaufdringlichen Geschmackes, der milden Säure, des hohen Gehaltes an β-Carotin und Rohfaser finden Möhren und Möhrensäfte besonderen Vorzug in der Säuglings- und Kleinkindernahrung. Nach neueren Untersuchungen hat der Verzehr von rohen Möhren einen günstigen Einfluß auf die Erniedrigung des Serumcholesteringehaltes, die erhöhte Ausscheidung von Gallensäuren und Fett in den Faeces sowie auf die Erhöhung der Stuhlgewichte [31].

Möhren, die in der DDR zur Herstellung von Säuglingsnahrung verwendet werden, unterliegen zur Vermeidung von Fremdstoffrückständen besonderen Anbaubedingungen [21 und 22]. Außerdem werden an die Qualität der zur Verarbeitung gelangenden Möhren hohe Anforderungen gestellt [21 und 22].

Ein Schwerpunkt beim Anbau von Möhren ist die Optimierung der Stickstoffdüngung, da ein übermäßiges Stickstoffangebot zur Anreicherung von Nitraten in der Möhre führen kann [23 und 24]. Hohe Nitratgehalte in Möhren können, wie von Hall und Hicks [5] sowie Hall und Stall [6] veröffentlicht wurde, bei der Verarbeitung von Möhren zu Möhrensaft durch die bakterielle Umwandlung in Nitrit zu Gesundheitsschädigungen beim Verbraucher führen. Keating und Mitarbeiter [12] berichten von einem Fall einer Methämoglobinämie eines Kindes nach Genuß von Möhrensaft mit 775 ppm Nitrit.

Da Möhrensäfte wegen ihrer Anfälligkeit gegen bakterielle Infektionen schlecht lagerfähig sind und bei Anlieferung oftmals hohe Keimgehalte ermittelt wurden, waren diese Feststellungen Anlaß für den VEB Kindernahrung Ellefeld, in Zusammenarbeit mit dem Hygieneinstitut Zwickau umfangreiche Untersuchungen zur Nitrat- und Nitritbelastung von Möhrensäften und deren lebensmittelmikrobiologischer Beschaffenheit durchzuführen.

Bedeutung und lebensmittelrechtliche Bewertung von Nitraten und Nitriten

Abgesehen von der absichtlichen Zugabe von Nitraten und Nitriten in der Fleischwarenindustrie treten diese Stoffe haupsächlich als unerwünschte Rückstände in Lebensmitteln auf. Besonders stark belastet sind bestimmte Gemüsekulturen [4, 9, 11, 13, 14, 16, 20, 24, 25]. Es wird berichtet, daß zirka 80% der mit der Nahrung aufgenommenen Nitrate aus dem Gemüse stammen [29].

Normalerweise sind Nitrate für den Stoffwechsel des Erwachsenen in den in Nahrungsmitteln aufgenommenen Konzentrationen keine Belastung, wenn sie nicht durch verschiedene Umstände in Nitrite umgewandelt werden. In diesem Zusammenhang sollten die Ergebnisse von Tannenbaum und Mitarbeitern [27] sowie Spiegelhalter und Mitarbeiter [26] erwähnt werden, wonach eine Nitritbildung im Speichel stattfinden kann. Die Menge des gebildeten Nitrits korreliert dabei mit dem Nitratgehalt der aufgenommenen Lebensmittel.

Die Nitrite gelten in zweierlei Hinsicht als bedenklich. Zum einen können sie Verursacher der Methämoglobinämie sein und zum anderen die Grundlage für Nitrosierungsreaktionen zu den stark cancerogenen Nitrosaminen bilden.

Aus den genannten Gründen existieren in den meisten Staaten mengenmäßige Begrenzungen für den Einsatz von Nitraten und Nitriten sowie Grenzwerte für Rückstände in Lebensmitteln. In der DDR sind für Säuglings- und Kleinkindernahrung auf Obst- und Gemüsebasis durch das Ministerium für Gesundheitswesen bis zu 300 mg Nitrat/kg und 5 mg Nitrit/kg toleriert worden.

Nitrat- und Nitritgehalt von Möhren

Die Möhre zählt zu denjenigen Gemüsen, die Nitrate nur in mäßigen Mengen anreichern. Eine Übersicht der von verschiedenen Autoren in unterschiedlichen Provenienzen ermittelten Nitratgehalte ist in Tabelle 1 zusammengestellt.

(Schluß von Seite 51)

to therapy. Amer. J. Med., 66: 303—310, 1979

[7] Hulley, S., Ashman, P., Kuller, L., Lasser, N. and Sherwin, R.: HDL-cholesterol levels in the multiple risk factor intervention trial (MRFIT). The MRFIT Research Group. Lipids, 14: 119—125, 1979

[8] Hulley, S. B., Cohen, R. and Widdowson, G.: Plasma high density lipoprotein cholesterol level. Influence of risk factor intervention. JAMA, 238: 2269, 1977

[9] Wislon, D. E. and Lees, R. S.: Metabolic relationships among the plasma lipoproteins reciprocal changes in the concentrations of very low and low density lipoproteins in man. J. Clin. Invest., 51: 1051, 1972

[10] United States Department of Health, Education and Welfare. Fact sheet: National high blood pressure education program (DHEW Publication No. (NIH) 76—623). Washington, D.C., Government Printing Office, 1976

[11] The Smoking Digest. Bethesda, Maryland, National Cancer Institute, 1977, pp 6, 92

Prof. Dr. S. Heyden und
gepr. Leb.-Chem. Beate Stern
Department Community
and Family Medicine
Duke University Medical Center
Durham, North Carolina 27710
USA

Tabelle 1
Nitratgehalte von Speisemöhren verschiedener Proveniencen

Nitratgehalt mg/kg	Land	Literatur
18	USA	[10]
45–135	Frankreich	[2]
100–1000	Frankreich	[2]
229	Frankreich	[1]
230	Ungarische VR	[3]
10–295	Irland	[13]
337	USA	[15]
253	Großbritannien	[30]
142, 194, 445, 698	USA	[18]
885	Schweiz	[17]
0–308	BRD	[23]

Der Nitritgehalt von Möhren liegt übereinstimmend unter 0,2 mg/kg.

Herstellung, Zusammensetzung und Eigenschaften von Möhrensäften

Möhrensäfte, die zur Herstellung von Säuglingszusatznahrung vorgesehen sind, werden aus Speisemöhren, frisch, der Güteklasse A (Fachbereichsstandard TGL 6868) nach einem Werkstandard des VEB Kindernahrung Ellefeld (WS 001/77) im VEG Großbeeren hergestellt.
Nach Reinigung der Möhren, Laugenschälung, Neutralisation, Blanchieren, Zerkleinerung und Rückkühlung erfolgt eine enzymatische Maischebehandlung mit einem pektinolytischen Enzym (Rohament P).
Von der verflüssigten Maische wird der Saft mittels Dekanter abgetrennt, sterilisiert und in Lagertanks á 5000 l bis zum Transport nach Ellefeld zwischengelagert. Bei Temperaturen bis maximal 7 °C wird der Saft nach einer durchschnittlichen Lagerzeit von 3 Tagen in gereinigten und desinfizierten Tankfahrzeugen in den VEB Kindernahrung Ellefeld überführt und nach nochmaliger Erhitzung (130 °C, 20 Sek.) bis zur Verarbeitung eingelagert.
Nach eigenen Untersuchungen haben die Säfte die in Tabelle 2 gezeigte durchschnittliche chemische Zusammensetzung.
Die Kohlenhydratbasis, ein ausreichender Eiweißgehalt sowie günstige pH-Wert-Verhältnisse sind optimale Voraussetzungen für eine bakterielle Besiedelung. Im Vergleich zu anderen Säften treten daher bei Möhrensäften signifikant höhere Verderbsquoten auf. Eine bakterielle Belastung eines Möhrensaftes führt jedoch nicht immer zu einem sensorisch erkennbaren verdorbenen Produkt. Während ein sensorisch verdorbener Saft durch eine mitunter schleimige Konsistenz, unreinen, stark sauren Geruch und Geschmack charakterisiert ist, können Produkte, in denen eine Nitritbildung stattgefunden hat, durchaus gute sensorische Eigenschaften haben. Bei unseren Versuchen zeigten Möhrensäfte mit bis zu 100 mg Nitrit/l keine sensorischen Mängel.
Für die Umwandlung der Nitrate in Nitrite spielen Mikroorganismen, die über das System der Nitratreduktase verfügen, eine dominierende Rolle. Eine Zusammenstellung dieser Keime ist von Ilina [8] veröffentlicht worden. Das Nitrit-Ion tritt bei der Reduktion der Nitrate nur als Zwischenprodukt auf. Als Endprodukte des Stoffwechselweges wurden Stickstoff bzw. Ammoniak ermittelt.
Verschiedene Autoren teilten mit, daß auch chemische Verbindungen für die Nitratreduktion, vor allem bei der Sterilisation von Lebensmitteln, eine Rolle spielen können [7, 28].

Untersuchungsmethoden und -material

Nitrat wurde durch Umsetzung mit 3,5-Dimethylphenol und Nitrit durch Reaktion mit Indol nach Werksstandards des VEB Kindernahrung Ellefeld bestimmt.

Es wurde versucht, die bakterielle Beschaffenheit der Säfte durch eine Prüfung auf verschiedenen Nährmedien zu charakterisieren. Folgende Medien kamen zur Anwendung:
Nähr-, Thioglykolat-, Selenit- und Tryptonbouillon sowie Trypton-, Sabouraud-, Leifson-, Blut- und Endoagar.
Als Untersuchungsmaterial wurden Möhrensäfte aus Tankfahrzeugen (5000-l-Kammern) sowie nach erfolgter Tanklagerung im VEB Kindernahrung Ellefeld entnommen (16000-l-Tanks). Als problematisch muß die Probenentnahme aus derartig großen Volumina eingeschätzt werden, da in den Lagertanks keine Möglichkeit zur Durchmischung der Proben gegeben ist.

Tabelle 2
Chemische Kennwerte von enzymatisch hergestellten Möhrensäften

Extrakt	88	g/l
zuckerfreier Extrakt	48	g/l
Invertzucker	17,5	g/l
Saccharose	22,8	g/l
Glucose	13,9	g/l
Gesamtzucker	41,5	g/l
Mineralstoffgehalt	6,1	g/l
Natrium	330	mg/l
Kalium	3500	mg/l
Calcium	130	mg/l
Gesamtsäure (Weinsäure)	1,5	g/l
pH-Wert	5,4	

Ergebnisse

1979 wurden 138 Möhrensäfte nach erfolgter Tanklagerung vor der Verarbeitung zu Säuglingszusatznahrung auf ihren Nitrat- und Nitritgehalt untersucht.
Der durchschnittliche Nitratgehalt lag bei 192 mg/l.
Der niedrigste Wert wurde mit 19 mg/l, der höchste mit 395 mg/l ermittelt. Bei 7,2% der Proben wurde der fixierte Nitratgrenzwert geringfügig überschritten. Diese Säfte wurden nicht zur Abfüllung als Möhrensaft verwendet.
Ein Vergleich der Nitratwerte der Möhrensäfte zum Zeitpunkt der Einlagerung in Ellefeld mit den Nitratwerten zum Zeitpunkt der Verarbeitung zu Säug-

Tabelle 3
Zunahme des Nitritgehaltes während der Tanklagerung von Möhrensäften

Tank Nr.	Nitrit bei Einlagerung (mg/l)	Nitrit bei Auslagerung (mg/l)
43	3,5	47,2
42	0,8	31,5
45	3,3	12,4

lingszusatznahrung war in 88 Fällen möglich. Es zeigte sich, daß der Nitratgehalt während einer durchschnittlichen Lagerdauer von 54 Tagen im Tanklager des VEB Kindernahrung Ellefeld um 37% abnahm. Diese Tatsache läßt trotz drastischer Erhitzung bei der Einlagerung auf eine bakterielle Aktivität während der Lagerung schließen. Ein direkter Nachweis einer bakteriellen Kontamination war uns jedoch nur bei wenigen Säften möglich, da eine repräsentative Probenentnahme aus einem Volumen von 16000 l ohne die Möglichkeit einer Durchmischung große Schwierigkeiten bereitet. Ein weiteres Hemmnis bei der Prüfung der bakteriellen Beschaffenheit war, daß zirka 65% aller eingelagerten Säfte bei den geringsten Anzeichen von Verderbserscheinungen (Druckanstieg im Lagertank) mit erneuter Sterilisation (130 °C, 20 Sek.) umgelagert wurden.

Indirekt konnten bakterielle Stoffwechselaktivitäten ermittelt werden, da bei verschiedenen Säften während der Lagerung eine Zunahme des Nitritgehaltes festgestellt wurde. Beispiele dafür sind in Tabelle 3 aufgezeigt.

Im Durchschnitt aller untersuchten Möhrensäfte ergibt sich bei den 138 untersuchten Proben eine geringe Belastung. Es wurde ein Wert von 2,3 mg Nitrit/l gefunden.

Der höchste Nitritgehalt lag bei 47,2 mg je l. Der Grenzwert wurde bei 8% der Proben überschritten. Diese Säfte wurden nicht zur Abfüllung als Möhrensaft verwendet.

Ein Vergleich mit den Nitritgehalten zum Zeitpunkt der Einlagerung bringt in den meisten Proben keine wesentliche Differenz, wie sie etwa aus dem Nitratabbau erwartet werden könnte. Wir nehmen an, daß bei vielen Säften ein vollständiger Abbau des Nitrations zum Stickstoff bzw. zu Ammoniak erfolgte.

Korrelationen zwischen Nitrat-, Nitritgehalt und lebensmittelmikrobiologischer Beschaffenheit der Säfte waren nicht vorhanden. Möglicherweise sind dafür die Zwischenerhitzungen der Säfte verantwortlich.

Hinsichtlich der Gesamtkeimzahl auf Tryptonagar erfüllten 29,2% von 162 untersuchten Möhrensäften die Forderung der „praktischen Sterilität" von unter 100 Keimen/ml nicht. Die Differenzierung der auf diesem Agar gewachsenen Keime ergab in der Hauptsache vergrünende Streptokokken. Vereinzelt wurden Gesamtkeimzahlen bis zu 1 Million gefunden. Vergrünende Streptokokken besitzen jedoch kein Potential zur Nitratreduktion. Eine Besiedlung eines Möhrensaftes mit diesen Keimen ging stets mit einer Erhöhung des Milchsäuregehaltes der Säfte einher.

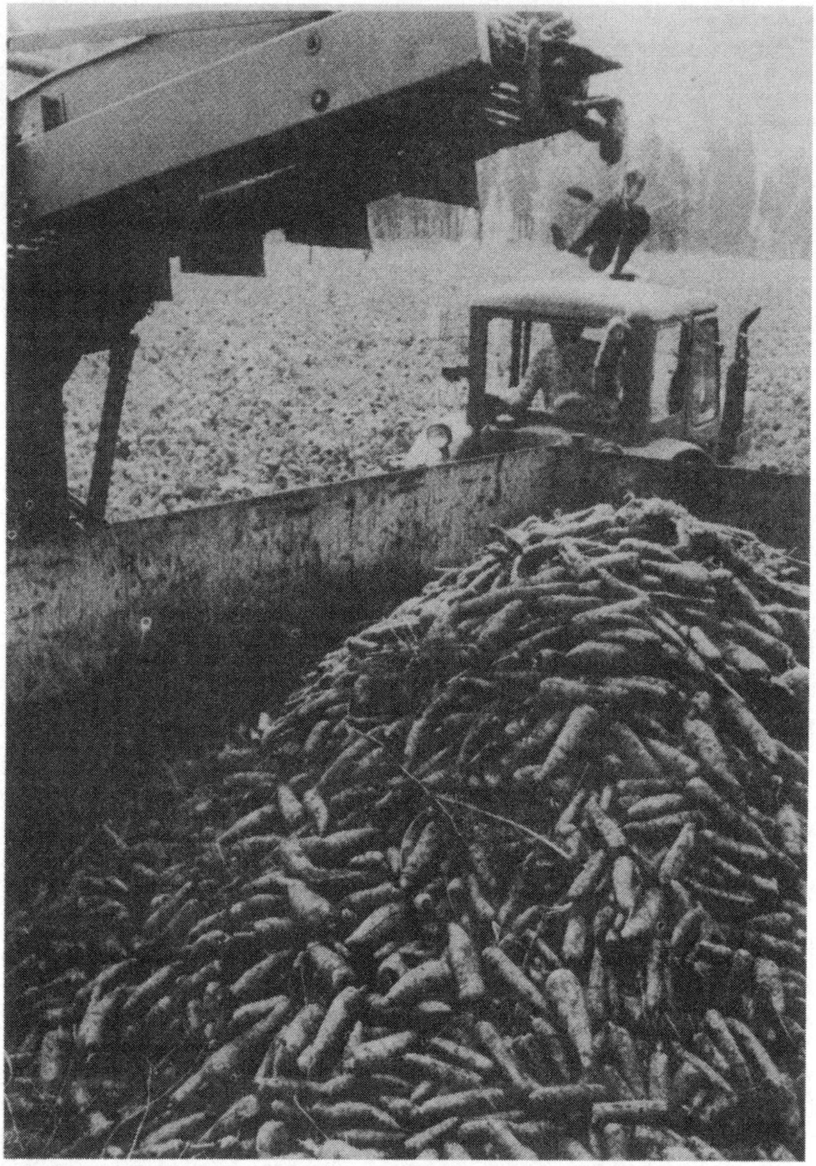

Schnell und verlustarm ernteten im vergangenen Herbst die Mitglieder der LPG „1. Mai" mit Hilfe der Kombine EMO 11 vor den Toren unserer Hauptstadt täglich zirka 25 Tonnen mittelfrühe Möhren und unterstützten durch ihre kontinuierliche und vertragsgetreue Lieferung die Industrie bei der Herstellung von Baby- und Kleinkindernahrung

Die Prüfung auf anaerobe Keime in Thioglycolatbouillon verlief in allen Säften negativ. Hefen und Schimmelpilze waren in 15% aller untersuchten Säfte in Konzentrationen über 10 Hefen und/oder Schimmelpilze nachweisbar. Für den Verderb der Möhrensäfte spielen diese Keime jedoch nur eine untergeordnete Rolle.

Große Bedeutung für die Umwandlung von Nitraten in Nitrite besitzen die Keime vom Genus der Enterobacteriaceae, deren Nachweis auf Leifson-, Endo- und Blutagar in 36% der Möhrensaftproben erbracht wurde. Eine weitere Differenzierung der Keime über bunte Reihen und Agglutinationsreaktionen ergab das Vorkommen von Escherichia coli, Citrobacter und Enterobacter.

Diese Keime verfügen über das Enzymsystem der Nitratreduktion. Beeindruckend kann die Fähigkeit eines mit diesen Keimen infizierten Saftes, Nitrate zu reduzieren, durch Überimpfen auf einen sterilen, nitratangereicherten Möhrensaft demonstriert werden. Die Ergebnisse solcher Versuche sind in Tabelle 4 aufgeführt.

Der Nachweis coliformer Keime, die bei den angewandten Erhitzungsbedingungen für den Saft mit Sicherheit abgetötet werden, war Anlaß für umfangreiche lebensmittelmikrobiologische Stufenkontrollen. Dabei wurde die bakteriologische Beschaffenheit des Möhrensaftes von der Anlieferung bis

Tabelle 4
Nitritbildung in sterilem, nitratangereichertem Möhrensaft (600 mg Nitrat/l), der mit 1 ml Möhrensaft aus unsterilen Lagertanks beimpft wurde

Zeit (h)	Tank 31	Tank 39	Tank 68
0	0,7 mg NO_2/l	3,0 mg NO_2/l	1,2 mg NO_2/l
3	3,0 mg NO_2/l	40,3 mg NO_2/l	3,6 mg NO_2/l
6	20,0 mg NO_2/l	47,0 mg NO_2/l	13,3 mg NO_2/l
21	82,0 mg NO_2/l	—	—
24	116,0 mg NO_2/l	60,5 mg NO_2/l	44,3 mg NO_2/l

zur Abfüllung zu Säuglingszusatznahrung verfolgt. Es wurde festgestellt, daß vor allem Saftpumpen und Winkelstücke von Rohrleitungen Trubablagerungen enthielten, in denen Escherichia coli, Citrobacter und Enterobacter in großen Mengen nachgewiesen wurden. Eine Kontamination mit diesen Keimen bei laufender Produktion ist nicht problematisch, wenn der Saft nicht durch irgendwelche Umstände längere Zeit steht. Wie in Tabelle 4 gezeigt, werden in relativ kurzer Zeit Nitritkonzentrationen gebildet, die ein Inverkehrbringen eines solchen Saftes nicht mehr zulassen.

Diskussion

Die Nitrat- und Nitritbelastung von Möhrensäften, die zur Herstellung von Säuglingszusatznahrung verwendet werden, ist als gering einzuschätzen, wenn man die in Tabelle 1 zusammengestellten Nitratwerte für die Rohware zugrunde legt.
Die erhaltenen Ergebnisse zeigen jedoch auch, daß mit einer Nitritbildung gerechnet werden muß und Maßnahmen zur Verhinderung einer Nitritbildung prinzipiell notwendig sind.
Das vom VEB Kindernahrung und dem Hygieneinstitut Zwickau seit zwei Jahren praktizierte Überwachungsprogramm für Möhrensäfte schließt mit großer Sicherheit eine gesundheitliche Gefährdung durch Nitrite aus.
Einen großen Anteil an diesen positiven Ergebnissen hat die konsequente analytische Überprüfung der Säfte sowie die strikte Einhaltung der Reinigungs- und Desinfektionstechnologie.

Literaturhinweise

[1] Astier-Dumas, M.: Ann. Nutr. Aliment. **30** (1976), 683
[2] Affray, A. und J. Paufique: Ann. Nutr. Aliment. **30** (1976) 701
[3] Domoki, J. und J. Sohar: Elelmiszervizsgalati Koz. **22** (1976) 335
[4] Fasset, D. W.: Toxicants Occuring Natur. Food; 2nd Ed., 1973, 7—25
[5] Hall, C. B., J. R. Hicks und R. E. Stall: J. Food Sci. **42** (1977) 549
[6] Hall, C. B., R. E. Stall und J. R. Hicks: Hortic. Sci. **13** (1978) 687
[7] Hamand, M.: Tokyo Ika Daigaku Zasshi **34** (1976) 635
[8] Ilina, T. K.: Agrochimija **6** (1973) 136
[9] Incze, K. und G. Mihalyi: Husipar **22** (1973) 188
[10] Jackson, W. A., J. S. Steel und V. R. Boswell: Proc. Amer. Soc. Hort. Sci. **90** (1967) 349
[11] Kadas, L.: Konserv. Paprikaip **2** (1976) 48
[12] Keating, J. P., M. E. Leil, A. W. Straus, H. Zarkowsky und G. E. Smith: New Eng. J. Med. **288** (1974) 825
[13] Kenny, T. A. und P. E. Walshe: Irish. J. Agric. Res. **14** (1979) 359
[14] Kubler, M. und D. Wenker: Bull. Soc. Pharm. Strasbourg **19** (1976) 101
[15] Lee, C. Y., G. S. Stoewsand und D. L. Downing: N.Y. Food Life Sci. Quart. **5** (1972) 8
[16] Lijinski, W.: Adv. Mod. Toxicol. **1** (1979) 149
[17] Matthey, E.: Mitt. Gebiete Lebensm. Hyg. **69** (1978) 384
[18] Maynard, D. N. und A. V. Parker: Hort. Sci. **7** (1972) 224
[19] Moehler, K.: Umschau Wiss. Techn. **77** (1977) 236
[20] Morton, I. E.: Nutrit. Food Sci. **40** (1975) 8
[21] Paschold, P. J.: Gartenbau **26** (1979) 196
[22] Riedel, H. und H.-J. Neumann: Gartenbau **26** (1979) 193
[23] Schuphan, W.: Zur Qualität der Nahrungspflanzen; Erzeugerinteressen-Verbraucherwünsche, München–Bonn–Wien, BLV-Verlagsgesellschaft 1961
[24] Schuphan, W.: Qual. Plant. Plant Food Human Nutr. **24** (1976) 19
[25] Sicilliano, J., S. Krulick und E. G. Heisler: J. Agric. Food Chem. **23** (1975) 461
[26] Spiegelhalder, B., G. Eisenbrand und R. Preussmann: Food Cosmet. Toxicol. **14** (1976) 545
[27] Tannenbaum, S. R., M. Weismann und D. Fett: Food Cosmet. Toxicol. **14** (1976) 549
[28] Volff, R.: Ann. Nutr. Aliment. **30** (1976) 695
[29] White, J. W.: J. Agric. Food Chem. **23** (1975) 886
[30] Wilson, J. K.: Agron. J. **41** (1949) 20
[31] Robertson, J., W. G. Brydon, K. Tadesse, P. Wenham, A. Walis und M. A. Eastwood: Amer. J. Clin. Nutr. **32** (1979) 1889

Dr. B. Schlegel
Hygiene-Institut
Zwickau
K. Schönherr und
W. Schädlich
VEB Kindernahrung
Ellefeld/Voigtl.

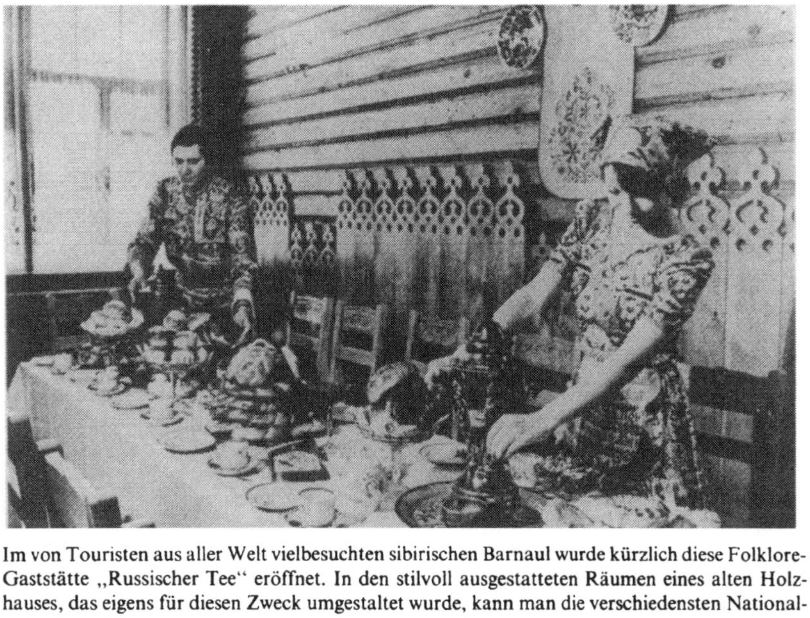

Im von Touristen aus aller Welt vielbesuchten sibirischen Barnaul wurde kürzlich diese Folklore-Gaststätte „Russischer Tee" eröffnet. In den stilvoll ausgestatteten Räumen eines alten Holzhauses, das eigens für diesen Zweck umgestaltet wurde, kann man die verschiedensten Nationalgerichte probieren

G. Gehlert

Patienten-Vollkost und erweiterte Grunddiät

Ernährungshygienische Beschaffenheit von Patienten-Vollkost sowie von Grund- und Stoffwechseldiäten in ausgewählten Krankenhaus- und Kureinrichtungen

In der DDR existieren für nahezu alle Bereiche der Gemeinschaftsverpflegung rechtsverbindliche ernährungsphysiologische Richtwerte und Lebensmittelnormative. Von den Gemeinschaftsküchen sind danach täglich vollwertige Mahlzeiten zu verausgaben, mit denen prinzipiell einer optimalen Nährstoffzusammensetzung und einem dem physiologischen Bedarf der Essenteilnehmer angemessenen Nahrungsenergiewert zu entsprechen ist. Dabei ist die Zielstellung gesundheitsprophylaktischer und ernährungstherapeutischer Maßnahmen auch — und hier noch besonders akzentuiert — auf die Ernährung in Krankenhaus- und Kureinrichtungen ausgerichtet. Dazu bietet die Literatur ein spezifisches Angebot an Standardempfehlungen und Ernährungsrichtwerten, mit denen vor allem zur Entwicklung und Realisierung einer rationellen Diätetik beigetragen werden soll. Auf der anderen Seite stehen vergleichsweise Angaben und Untersuchungsergebnisse über die tatsächliche Energie- und Nährstoffbeschaffenheit derartiger Kostformen aus dem Bereich der Krankenernährung und insbesondere klinischen Diätetik bisher kaum bereit.

Mit den folgenden Ausführungen soll über die ernährungshygienische Beschaffenheit effektiv zur Verfügung gestellter Tagesverpflegung aus neun Krankenhaus- und Kureinrichtungen berichtet werden. Hierzu wurden umfangreiche chemische Untersuchungen des gesamten Nahrungsmittel- und Speisenangebotes pro Tag (Tagesmix) geführt (ohne Einzelnachweis über die Zusammensetzung der Tagesmahlzeiten wie Frühstück, Mittagessen, Vesper und Abendbrot). Das Untersuchungsmaterial wurde in der Menge verwendet, wie sie in etwa von der Küche für die Patienten vorgesehen bzw. ausgegeben worden war.

Vom Patienten nicht verzehrte oder zusätzlich zugeführte Nahrungsmittelmengen stehen außer Betracht. Der Untersuchungszeitraum belief sich jeweils über eine volle Woche. Insgesamt wurden 231 Tagesverpflegungen (4220 Speisenkomponenten) analysiert, womit repräsentativen Voraussetzungen entsprochen ist.

Ernährungsphysiologische Anforderungen

Bei der Patienten-Vollkost handelt es sich definitions- und erwartungsgemäß um eine Kostform, die den üblichen Ernährungsgewohnheiten entspricht und für alle die Patienten verwendet wird, bei denen eine spezielle Diätbedürftigkeit nicht besteht. Unter Berücksichtigung des präventiv-medizinischen Erkenntnisstandes und unter dem Aspekt der ernährungsphysiologischen Vollwertigkeit ist sie grundsätzlich auf die Deckung des Bedarfes an Nahrungsenergie und essentiellen Nährstoffen festgelegt. Gleiches gilt auch für die erweiterte Grunddiät. Dabei besteht größenordnungsmäßig für beide Kostformen kein Unterschied. Ein wesentliches Unterscheidungsmerkmal besteht jedoch darin, daß bei der erweiterten Grunddiät von vornherein solche Lebensmittel zu vermeiden sind, die beim Patienten erfahrungsgemäß häufig Unverträglichkeiten auslösen. Darüber sind entsprechende Literaturfeststellungen [1] in Tabelle 1 wiedergegeben, wobei hier unter dem Begriff „häufig" eine Lebensmittelintoleranz z. B. bei mehr als

Tabelle 1
Häufigkeit von Lebensmittelintoleranzen bei unausgelesenen Krankenhauspatienten [1] in %

Intoleranzen	%	Intoleranzen	%
Hülsenfrüchte	30,1	Weißwein	7,6
Gurkensalat	28,6	rohes Stein- und Kernobst	7,3
fritierte Speisen	22,4	Nüsse	7,1
Weißkohl	20,2	Sahne	6,8
CO_2-haltige Getränke	20,1	Gebratenes (paniert)	6,8
Grünkohl	18,1	Sülze	6,1
fette Speisen	17,2	Rotwein	6,1
Paprikagemüse	16,8	Lauch	5,9
Sauerkraut	15,8	Spirituosen	5,8
Rotkraut	15,8	Birnen	5,6
süße und fette Backwaren	15,8	Vollkornbrot	4,8
Zwiebeln	15,8	Buttermilch	4,5
Wirsing	15,6	Orangensaft	4,5
Pommes frites	15,3	Vollmilch	4,4
hart gekochte Eier	14,7	Kartoffelklöße	4,4
frisches Brot	13,6	Bier	4,4
Bohnenkaffee	12,5	Schwarzer Tee	3,5
Kohlsalat	12,1	Apfelwein	3,4
Mayonnaise	11,8	Honig	3,1
Kartoffelsalat	11,4	Speiseeis	2,4
Geräuchertes	10,7	Schimmelkäse	2,2
Eisbein	9,0	Trockenfrüchte	2,2
zu stark gewürzte Speisen	7,7	Marmelade	2,2
zu heiße und zu kalte Speisen	7,6	Tomaten	1,9
Süßigkeiten	7,6	Schnittkäse	1,6
		Camembert	1,3
		Butter	1,2

Tabelle 2
Gehalt an Nahrungsenergie bei Patienten-Vollkost und erweiterter Grundiät (Tageswerte im Wochendurchschnitt)

Einrichtung	Nahrungsenergie	
	kcal	kJ
Vollkost		
A	2250	9410
D	2450	10260
E	2640	11030
G	2330	9740
H	2260	9470
I	2700	11280
Durchschnitt	2440	10200
Erweiterte Grunddiät		
A	2220	9280
B	2300	9610
C	2060	8610
D	2030	8510
D	1980	8280
F	1880	7880
E	2590	10840
G	1810	7560
I	2340	9780
Durchschnitt	2130	8910
Gesamtdurchschnitt	2260	9370
Richtwert	2400	10000

5% der Patienten verstanden wird. Das Indikationsgebiet der Grunddiäten ist von Vetter und Mitarbeitern [2, 3, 4] ausführlich dargestellt worden. Den gleichen Autoren entstammen auch, soweit nichts anderes vermerkt, die im folgenden verwendeten Ernährungsrichtwerte und Bewertungsmaßstäbe.

Untersuchungsergebnisse

Nahrungsenergie und Grundnährstoffe

Tabelle 2 berichtet über den Gehalt an Nahrungsenergie der untersuchten Patienten-Vollkost und erweiterten Grunddiät.
Hiernach wurden von den einzelnen Krankenhaus- und Kureinrichtungen pro Tag im Mittel zwischen 7600 und 11300 kJ bzw. zwischen 1800 und 2700 kcal zur Verfügung gestellt. Damit wurde der empfohlene Ernährungsrichtwert im Gesamtdurchschnitt zu 94% erfüllt.
Tabelle 3 weist das Verhältnis der ermittelten Grundnährstoffe (ausgedrückt in Energie-%) zueinander aus. Danach wurde auch die empfohlene Nährstoffrelation in zweckdienlicher Weise realisiert. Nicht zuletzt wurde hiermit erneut belegt, daß dieser Qualitäts- und Leistungsparameter in seinen Ausmaßen und Begrenzungen durchaus den küchenpraktischen Realitäten entspricht und ohne besonderen Aufwand eingehalten werden kann.

In Tabelle 4 sind die absoluten Beträge für die ermittelten Grundnährstoffe zusammengefaßt. Hiernach wurden pro Tag im Gesamtdurchschnitt 84 g Eiweiß, 78 g Fett und 289 g Kohlenhydrate eingesetzt. Diese Mengen sind den empfohlenen Ernährungsrichtwerten durchaus adäquat. Besonders positiv wurde im Einzelnen das Bemühen um Fettbeschränkung offenbar. Das erzielte Ergebnis verdeutlicht, daß der für Fett höchstzulässige Energiewertanteil von 35% durchaus noch unterboten werden kann. Für die erhebliche Unterschreitung des Fettrichtwertes in Einzelfällen dürften jedoch auch überkommene Auffassungen mitbestimmend gewesen sein. Derartiges drückt sich ebenso in den z. T. noch verwendeten Diätbezeichnungen, wie „milde Herzkost", „Magenschonkost", „Gallendiät", „Leberschonkost" usw. aus. Nach der Literatur [3, 5, 6, 7] ist bei derartiger „Schonkost" ein therapeutischer Effekt auf der Grundlage gesicherter physiologischer und pathophysiologischer Erkenntnisse nachweislich nicht vorhanden. Eine durch derartige Bezeichnungen gar noch suggerierte Organspezifität oder Schutzfunktion wird entschieden abgelehnt.

Essentielle Mineralstoffe und Spurenelemente

In Anbetracht der gewachsenen Kenntnisse über die Bedeutung essentieller Mineralstoffe und Spurenelemente im Zusammenhang mit der Ätiologie und Pathogenese bestimmter ernährungsbedingter und ernährungsabhängiger Schwerpunktkrankheiten erhalten Ermittlungen über deren Höhe mit der Nahrungszufuhr ein besonderes Interesse und Gewicht [8, 9]. Letzteres drückt sich auch darin aus, daß die

Tabelle 3
Relationen der energieliefernden Nährstoffe bei Patienten-Vollkost und erweiterter Grunddiät (Wochendurchschnittswerte)

Einrichtung	Nährstoffrelation (Energie-%)		
	Eiweiß	Fett	Kohlenhydrate
Vollkost			
A	14	31	55
D	15	41	44
E	13	29	58
G	14	34	52
H	17	30	53
I	17	34	49
Durchschnitt	15	33	52
Erweiterte Grunddiät			
A	15	29	56
B	18	26	56
C	17	32	51
D	14	40	46
D	13	34	53
F	17	22	61
E	13	31	56
G	16	33	51
I	17	32	51
Durchschnitt	15	31	54
Gesamtdurchschnitt	15	32	53
Richtwert	15	35	50

Tabelle 4
Gehalt an energieliefernden Nährstoffen bei Patienten-Vollkost und erweiterter Grunddiät (Tageswerte im Wochendurchschnitt)

Einrichtung	Eiweiß g	Fett g	Kohlenhydrate g
Vollkost			
A	76	75	302
D	89	108	265
E	83	84	370
G	82	87	290
H	91	76	288
I	111	99	323
Durchschnitt	89	88	312
Erweiterte Grunddiät			
A	82	71	300
B	101	64	314
C	83	72	255
D	70	87	230
D	61	72	257
F	78	47	279
E	83	88	349
G	73	64	224
I	95	82	289
Durchschnitt	81	72	277
Gesamtdurchschnitt	84	78	289
Richtwert	90	90	300

Tabelle 5
Gehalt an Chlorid (berechnet als NaCl) bei Patienten-Vollkost und erweiterter Grunddiät (Tageswerte im Wochendurchschnitt)

Einrichtung	Chlorid (berechnet als NaCl) g
Vollkost	
A	14,6
D	10,0
E	14,9
G	12,3
H	12,9
I	15,6
Durchschnitt	13,4
Erweiterte Grunddiät	
A	14,3
B	14,8
C	10,4
D	10,2
D	8,9
F	8,1
E	13,1
G	9,5
I	11,5
Durchschnitt	11,3
Gesamtdurchschnitt	12,1

bisherigen Nährstoffempfehlungen nach Art und Menge um einige dieser Elemente erweitert wurden. Bei den im folgenden herangezogenen Mineralstoffen und Spurenelementen werden die entsprechenden Untersuchungsergebnisse den für Erwachsene geltenden empfohlenen Richtwerten des Zentralinstituts für Ernährung Potsdam-Rehbrücke gegenübergestellt [10].

Natrium und Kalium

Dem Natrium wird im Zusammenhang mit der arteriellen Hypertonie, die unter den degenerativen Herz-, Kreislauf- und Gefäßerkrankungen eine führende Rolle einnimmt, besondere Bedeutung zugemessen. Da Natrium hauptsächlich über die Würzung mittels Kochsalz in die Nahrung eingebracht wird, sollte hierbei unter vorbeugendem Aspekt auf einen übermäßigen Gebrauch verzichtet werden. Als Orientierungsgröße wird eingeräumt, daß ein Kochsalzgehalt der Nahrung von etwa 12 g je Tag keinen entscheidenden Einfluß auf die Häufung der essentiellen Hypertonie zu haben scheint, während bei einer täglichen Zufuhr von über 20 g sicher damit zu rechnen ist [11, 12, 13].

Nach Tabelle 5 hielt sich der in der Patienten-Vollkost und erweiterten Grunddiät ermittelte Chloridgehalt (berechnet als Natriumchlorid) in vertretbaren Grenzen und betrug im Gesamtdurchschnitt etwa 12 g NaCl pro Tag.

Da für pathogenetische Betrachtungen nicht der Kochsalzgehalt der Tageskost, sondern der Natriumgehalt das wesentliche Kriterium ist, wobei sich das Interesse gleichzeitig auf den elektrolytischen Gegenspieler Kalium mit seiner offenbar protektiven Wirkung richtet, wurden beide Mineralstoffe ermittelt und in Tabelle 6 zusammengefaßt.

Im Gesamtdurchschnitt wurden pro Tag 3510 mg Natrium und 2160 mg Kalium analysiert, womit gegenüber den Ernährungsrichtwerten das Natrium-Kalium-Verhältnis ungünstig zum Natrium verschoben war.

Tabelle 6
Gehalt an Natrium und Kalium bei Patienten-Vollkost und erweiterter Grunddiät (Tageswerte im Wochendurchschnitt)

Einrichtung	Natrium mg	Kalium mg	Relation Na:K
Vollkost			
A	4140	2170	1,8:1
D	4060	2380	1,7:1
E	4170	2400	1,7:1
G	3510	2100	1,7:1
H	3850	2640	1,5:1
I	4490	2060	2,1:1
Durchschnitt	4040	2290	1,7:1
Erweiterte Grunddiät			
A	3800	2350	1,6:1
B	4950	3220	1,5:1
C	2790	2210	1,2:1
D	2960	1660	1,8:1
D	2120	1420	1,5:1
F	1990	1820	1,1:1
E	3580	2380	1,5:1
G	3100	1590	1,9:1
I	3130	2000	1,5:1
Durchschnitt	3160	2070	1,5:1
Gesamtdurchschnitt	3510	2160	1,6:1
Richtwert	3000	3000	1 :1

Tabelle 7
Gehalt an Kalzium, Magnesium und Phosphor bei Patienten-Vollkost und erweiterter Grunddiät (Tageswerte im Wochendurchschnitt)

Einrichtung	Kalzium mg	Magnesium mg	Phosphor mg
Vollkost			
A	1180	580	1430
D	1420	370	1450
E	920	470	1540
G	890	390	1260
H	1280	360	2020
I	860	550	1280
Durchschnitt	1090	450	1500
Erweiterte Grunddiät			
A	1440	420	1370
B	1240	430	1940
C	1290	370	1530
D	1240	280	1330
D	1060	260	1180
F	660	240	1270
E	970	330	1610
G	910	300	1360
I	970	410	1470
Durchschnitt	1090	340	1450
Gesamtdurchschnitt	1090	380	1470
Richtwert	800	250	1200

Kalzium, Magnesium, Phosphor

Außer anderen Mineralstoffen und Spurenelementen werden Kalzium und Magnesium verdächtigt, im Zusammenhang mit kardiovaskulären Erkrankungen zu stehen. Sie spielen eine bedeutende Rolle bei der Reizleitung des Herzens und der Kontraktilität der Herzmuskelzellen. Magnesium schützt vor Lipideinlagerungen in die Gefäßwand, Kalzium hindert, biologisch gesehen, die Resorption und Überführung toxischer Ionen aus dem Intestinaltrakt in das Blut [14, 15]. Die Feststellungen in der Literatur sind dahingehend, daß die Todesrate bei ischämischen Herzkrankheiten mit der Höhe des in der Nahrung vorhandenen Kalzium-Magnesium-Verhältnisses korreliert [9, 11, 12, 14]. Hierbei ist sowohl an einen absoluten als auch relativen Magnesiummangel gedacht, zu dessen Behebung gelegentlich auch die Supplementierung von Speisesalz (ähnlich der Jodprophylaxe) vorgeschlagen wurde.

Nach dem gegenwärtigen Stand der Literatur wurden in der DDR Untersuchungen über die Aufnahme von Magnesium über die Nahrung bislang nicht durchgeführt. Gleiches trifft auch noch für andere Mineralstoffe und Spurenelemente (außer Kalzium, Phosphor, Eisen) zu. In diesem Zusammenhang wurde erst unlängst von Theodor [8] mit notwendiger Konsequenz darauf hingewiesen, daß der Untersuchung des Bedarfes an Mineralstoffen und Spurenelementen in der täglichen Ernährung zu wenig Aufmerksamkeit gewidmet wird.

Doch liegen diesbezüglich auch für andere europäische Länder nur spärliche Angaben vor [16, 17].

Die Ergebnisse unserer Untersuchungen über den Kalzium-, Magnesium- und Phosphorgehalt sind in Tabelle 7 zusammengefaßt. Hiernach wurden im Gesamtdurchschnitt pro Tag 1 090 mg Kalzium, 380 mg Magnesium und 1470 mg Phosphor zur Verfügung gestellt. Die empfohlenen Ernährungsrichtwerte wurden damit bei weitem erfüllt. Die Umrechnungsergebnisse in bezug auf die interessierenden Quotienten bzw. Nährstoffrelationen Kalzium : Magnesium und Kalzium : Phosphor, die Fragestellungen der Resorption und des Gesamtstoffwechsels berühren [18], sind in Tabelle 8 dargestellt. Sie entsprechen auch hier in etwa dem erwarteten Betrag.

Zink, Kupfer, Eisen

Der Zinkgehalt der Nahrung ist von Interesse, nachdem Zusammenhänge mit verschiedenen Krankheitsbildern (vor allem den Herz-Kreislauferkrankungen) erwogen werden. Darüber sind spezielle Literaturhinweise unter [15, 19] aufgeführt. Hier wird u. a. dargestellt, daß im Plasma der Hypertoniker erhöhte Zinkwerte nachgewiesen wurden sowie (bei einem Zink : Kupfer Verhältnis von 14 : 1) ein erhöhter Cholesterolspiegel im Blut beobachtet wurde. Die geringe Anzahl von Herz-Kreislauferkrankungen in Hartwasserarealen wird hypothetisch mit der durch Kalzium bedingten (weiches Wasser) Verschiebung des Zn : Cu Verhältnisses erklärt.

Die Tabellen 9 und 10 enthalten den ermittelten Zink-, Kupfer- und Eisengehalt. Letzterer wurde mit aufgenommen, weil die Literatur auch hier, wenn auch nur gelegentlich, einen Man-

Tabelle 8
Quotienten von Kalzium : Magnesium, Kalzium : Phosphor und Kalzium-Phosphor-Relation bei Patienten-Vollkost und erweiterter Grunddiät

Einrichtung	Quotient Ca : Mg	Quotient Ca : P	Relation Ca : P
Vollkost			
A	2,04	0,82	1 : 1,21
D	3,84	0,97	1 : 1,00
E	1,95	0,59	1 : 1,67
G	2,29	0,70	1 : 1,41
H	3,55	0,63	1 : 1,57
I	1,57	0,67	1 : 1,49
Durchschnitt	2,42	0,73	1 : 1,38
Erweiterte Grunddiät			
A	3,38	1,05	1 : 0,95
B	2,88	0,63	1 : 1,56
C	3,49	0,84	1 : 1,19
D	4,42	0,93	1 : 1,07
D	4,77	0,89	1 : 1,11
F	2,75	0,52	1 : 1,92
E	2,94	0,60	1 : 1,66
G	3,03	0,67	1 : 1,49
I	2,36	0,66	1 : 1,51
Durchschnitt	3,22	0,75	1 : 1,33
Gesamtdurchschnitt	2,87	0,74	1 : 1,35
Richtwert	3,2	0,7	1 : 1,5

Tabelle 9
Gehalt an Kupfer und Zink bei Patienten-Vollkost und erweiterter Grunddiät (Tageswerte im Wochendurchschnitt)

Einrichtung	Zink mg	Kupfer mg	Relation Zn:Cu
Vollkost			
A	10,3	1,44	7,15:1
D	8,1	1,41	5,74:1
E	11,2	0,84	13,33:1
G	8,7	0,99	8,78:1
H	15,9	1,25	12,72:1
I	19,2	1,33	14,43:1
Durchschnitt	12,2	1,21	10,08:1
Erweiterte Grunddiät			
A	8,1	1,19	6,80:1
B	20,5	2,70	7,59:1
C	11,7	2,80	4,18:1
D	6,5	0,82	7,93:1
D	6,3	0,91	6,92:1
F	12,9	0,95	13,57:1
E	11,9	1,16	10,26:1
G	5,1	0,45	11,33:1
I	19,9	0,86	23,14:1
Durchschnitt	11,4	1,31	8,70:1
Gesamtdurchschnitt	11,7	1,28	9,14:1
Richtwert	12	1,5–2,0	—

gel in der Nahrung unterstellt. Im Gesamtdurchschnitt wurden 11,7 mg Zink/Tag effektiv zur Verfügung gestellt. Damit wurde eine nahezu vollständige Übereinstimmung mit dem Ernährungsrichtwert erreicht.
Ein bemerkenswerter Vergleich bietet sich hier mit dem bislang wohl einzigen Anhaltspunkt für die Zinkversorgung

Tabelle 10
Gehalt an Eisen bei Patienten-Vollkost und erweiterter Grunddiät (Tageswerte mit Wochendurchschnitt)

Einrichtung	Eisen mg
Vollkost	
A	16,0
D	20,9
E	21,7
G	18,7
H	19,9
I	23,2
Durchschnitt	21,7
Erweiterte Grunddiät	
A	15,4
B	20,5
C	17,7
D	9,9
D	13,0
F	20,0
E	23,8
G	13,6
I	17,1
Durchschnitt	16,8
Gesamtdurchschnitt	18,1
Richtwert	10 (m) – 15 (w)

in der DDR, für die von Grün und Kronemann [20] auf der Grundlage des statistischen Jahresverbrauches an Lebensmitteln ein Wert von 15,2 mg Zink/Tag errechnet wurde.
Der Kupfergehalt der untersuchten Kostformen betrug gemäß Tabelle 9 im Gesamtdurchschnitt 1,28 mg/Tag. Literaturempfehlungen über die wünschenswerte Höhe der Kupferzufuhr (Schätzwerte) für Erwachsene belaufen sich auf 1,5—2,0 mg/Tag [21, 22, 23]. Als abschließendes Untersuchungsergebnis wurde mit durchschnittlich 18,1 mg Eisen/Tag der entsprechende Ernährungsrichtwert vollkommen realisiert.

Hinweis

Untersuchungsergebnisse bei strenger Grunddiät sowie Stoffwechsel-Grunddiät und Reduktionsdiät, die sich auf annähernd dasselbe Spektrum essentieller Nahrungsbestandteile beziehen, sind einer weiteren Mitteilung vorbehalten.

Literaturhinweise

[1] Arbeitsgemeinschaft für klinische Diätetik: Aktuelle Ernährungsmedizin **4** (1978) 144
[2] Vetter, K. und Ch. Hirte: Krankenernährung — Grunddiäten —; Akademie-Verlag Berlin 1978
[3] Lüder, W., K. Vetter und Ch. Hirte: Ernährungsforschung **24** (1979) 36
[4] Vetter, K.: Deutsches Gesundheitswesen **28** (1973) 1109
[5] Kluthe, R. und G. Schaeffer: Rationelle Diätetik; Georg Thieme Verlag Stuttgart 1976
[6] Teichmann, W.: Ernährungsforschung **23** (1978) 153
[7] Kasper, H.: Krankenernährung; Verlag Urban & Schwarzenberg München–Berlin–Wien 1976
[8] Theodor, H.: Ernährungsforschung **24** (1979) 140
[9] Kujawa, R., M. Machholz und R. Engst: Ernährungsforschung **23** (1978) 18
[10] Ketz, H.-A. und M. Möhr: Durchschnittswerte des physiologischen Energie- und Nährstoffbedarfs für die Bevölkerung der DDR. Herausgegeben vom Zentralinstitut für Ernährung der Akademie der Wissenschaften der DDR und der Gesellschaft für Ernährung in der DDR, Potsdam-Rehbrücke 1977
[11] Holtmeier, H. J., L. Heilmeyer und F. Marongiu: Med. Klinik München **7** (1967) 246
[12] Vetter, K.: Z. ges. inn. Med. **33** (1978) 632
[13] Losse, H.: Dtsch. Med. Wchschr. **104** (1979) 755
[14] WHO Chronicle **32** (1978) 382
[15] Walter, R., J. Dobberkau, J. Cumbrowski, J. Dürkop, H. Fischer, C. Mühlhausen und H. Theodor: DDR Medizin Report **9** (1978) 755
[16] Schlage, C.: Medizin und Ernährung **6** (1972) 121
[17] Abdulla, M., M. Jägerstad, A. Nordén, Q. Svenson und S. Svenson: Second European Nutrition Conference, Munich 1976; Nutr. Metab. **21** (1977) 41
[18] Bramstedt, F. und L. Maiwald: Internist **11** (1970) 183
[19] Schlettwein-Gsell, D. und S. Mommsen-Straub: Internat. Z. Vit.-Ern.-Forschung **40** (1970) 659
[20] Grün, M. und H. Kronemann: Zbl. Pharm. **117** (1978) 711
[21] Schlettwein-Gsell, D. und S. Mommsen-Straub: Internat. Z. Vit.-Ern.-Forschung **41** (1971) 554
[22] Ketz, H. A.: Grundriß der Ernährungslehre; VEB Gustav Fischer Verlag, Jena 1978
[23] Wissenschaftliche Tabellen; Documenta Geigy, 7. Auflage, Georg Thieme Verlag Stuttgart 1975

Dr. G. Gehlert
Bezirks-Hygieneinspektion und -institut
Dresden

Die Fotos in diesem Heft stammen sämtlich von ADN-Zentralbild. Zeichnungen: Heidemarie Baumann

Warenkundliches Kolloquium an der Handelshochschule Leipzig

Bis zu 80% der Warenschäden, die beim Transport sowie beim Güterumschlag und bei der Lagerung der Waren entstehen, sind vermeidbar. Die Voraussetzung hierfür besteht darin, daß der Einfluß der Umgebungsverhältnisse auf die Wareneigenschaften bekannt ist und bei der Behandlung der Waren auf dem Wege von der Erzeugung bis zum Verbrauch berücksichtigt wird. Dabei muß man beachten, daß die Waren auch unter mitteleuropäischen Umgebungsverhältnissen stärkeren Beanspruchungen ausgesetzt sind, als man bisher auf Grund einzelner Meßwerte vermutet hat. So treten in Traglufthallen nicht nur wesentlich größere Temperaturschwankungen als in Lagerhäusern auf.

Im Sommer werden in den Traglufthallen auch höhere Temperaturen als in der freien Atmosphäre beobachtet. Die Temperatur kann in derartigen Lagern, die heute bereits in einem relativ großen Umfang benutzt werden, zwischen −12 °C und +43 °C liegen. In der Sonne können die Erzeugnisse, die im Freien lagern, Oberflächentemperaturen bis zu +60 °C annehmen. In Schaufenstern sind unter Strahlungseinfluß die ausgestellten Waren Temperaturen bis zu +47 °C und relativen Luftfeuchten bis zu 10% ausgesetzt. Hinzu kommt, daß sich in den Verpackungen in unmittelbarer Umgebung der Waren spezifische klimatische Bedingungen ausbilden können. Diese kryptoklimatischen Verhältnisse können sich unter Umständen stark von den Temperatur- und Luftfeuchteverhältnissen in der Umgebung der Packungen unterscheiden. Sie werden nicht nur von den Bedingungen in der Umgebung der Packungen, sondern auch vom verpackten Gut bestimmt. So können unter Strahlungseinfluß in den Packungen Temperaturen auftreten, die mehr als 10 K über der Temperatur der umgebenden Luft liegen. Gleichzeitig können feuchte Güter in den Verpackungen zur Ausbildung einer hohen relativen Luftfeuchte führen.

Dies sind einige Ergebnisse der Untersuchungen, die am Wissenschaftsbereich Warenkunde der Handelshochschule Leipzig über die auslösenden Faktoren für Warenschäden durchgeführt worden sind.

Ein wissenschaftliches Kolloquium, das der Wissenschaftsbereich zum Abschluß des Studienjahres 1979/80 im Juni 1980 in Verbindung mit Partnerinstitutionen und Praxispartnern durchführte, vermittelte eine Übersicht über diese und andere wichtige Ergebnisse, mit denen zugleich wichtige Fortschritte bei der Aufklärung der Ursachen von Warenschäden und bei der Präzisierung der Ziele für die Schadensbekämpfung erreicht wurden. Am Wissenschaftsbereich Warenkunde der Handelshochschule Leipzig wurde der größte Teil der wissenschaftlichen Arbeiten — von studentischen Praktikumsarbeiten und Diplomarbeiten bis zu Dissertationen und speziellen Untersuchungen im Rahmen der Vertragsforschung — zu Problemen und Möglichkeiten der Erhaltung der Erzeugnisqualität durchgeführt.

Aus dem Hauptreferat des Leiters des Wissenschaftsbereiches Warenkunde, Prof. Dr. Dr. G. Grundke, sowie aus 12 Kurzvorträgen und 10 Diskussionsbeiträgen ging hervor, daß die zur Erhaltung der Erzeugnisqualität erzielten Forschungsergebnisse sofort in die Praxis umsetzbar sind, daß sie mit geringen Aufwendungen bemerkenswerte ökonomische Effekte ermöglichen und daß sie zugleich eine wichtige Voraussetzung für den geforderten Leistungsanstieg der Volkswirtschaft der DDR schaffen.

Bei den in jüngster Zeit durchgeführten Untersuchungen wurden u. a. wichtige Fortschritte beim Studium der Prozesse, denen die Waren auf dem Wege von der Erzeugung zum Verbrauch ausgesetzt sind, sowie bei der Aufklärung des Zusammenwirkens unterschiedlicher Einflüsse auf die Erzeugnisqualität erzielt. So wurde auch festgestellt, daß Erzeugnisse, die in der DDR hergestellt werden, auf dem Wege bis zum Verbrauch mindestens 20 bis 30 unterschiedlichen Lagerveränderungen ausgesetzt sind. Meist sind sogar wesentlich mehr verschiedene Prozesse zu beachten, von denen Einflüsse auf die Erzeugnisqualität ausgehen können. Mit den Forschungen wurden auch erste Voraussetzungen geschaffen, um aus auftretenden Warenschäden auf die maximalen Beanspruchungen der Waren auf dem Wege von der Erzeugung bis zum Verbrauch zu schließen.

Weitere wichtige Fortschritte wurden beim Erfassen der möglichen Warenschäden, bei Untersuchungen über die Wechselwirkung zwischen Erzeugnisqualität und Umwelt sowie bei der Erfassung der Waren, die gemeinsame Anforderungen an Transport, Güterumschlag und Lagerung stellen, erzielt. So wurden im Katalog der Warenschäden, in dem u. a. die Schadensbilder und die auslösenden und begünstigenden Faktoren berücksichtigt werden, mehr als 600 typische Warenschäden erfaßt. Für Lebensmittel und industrielle Konsumgüter, die gemeinsame Anforderungen an die Lagerung stellen, wurden Lagergutkategorien definiert. Darüber hinaus wurden 4 Entwürfe für DDR-Standards zur Warenpflege geschaffen, die in gleicher Weise für die Produktion wie für den Handel und das Verkehrswesen von Bedeutung sind, und die Arbeiten an einer Monographie über Prozeßlauffolgen, die häufig zum Entstehen von Warenschäden führen, wurden abgeschlossen.

Im Ergebnis des Kolloquiums kommt es nunmehr darauf an, die Arbeiten an einer wissenschaftlichen Terminologie der Warenschäden fortzusetzen, Kennwerte für die Untersuchung der Belastungen festzulegen und hierbei auch wichtige Parameterkombinationen zu beachten. Da Fortschritte bei der Verhütung der Warenschäden sowie bei der Erzeugnis- und Verpackungsentwicklung — ebenso wie bei der Schließung wichtiger Lücken der Qualitätssicherung — von den Kenntnissen über die auslösenden und begünstigenden Faktoren für Warenschäden abhängig sind, ist es notwendig, die Forschungskapazitäten und die internationale Zusammenarbeit für diese Untersuchungen zu verstärken. Im Verlaufe des Kolloquiums wurde ferner auf die Bedeutung hingewiesen, in Produktions-, Verkehrs- und Handelsbetrieben der Kontrolle der Bedingungen mehr Aufmerksamkeit zu widmen, denen die Waren beim Transport, beim Güterumschlag und bei der Lagerung ausgesetzt sind.

Auch im Handel mit Lebensmitteln kommt es darauf an, diese Kontrollen zu verbessern. Dies zeigte ein Bericht von Dr. G. Paudler von der Außenstelle Erfurt der Fachschule für Binnenhandel Dresden über „Die Kontrolle der Umgebungsbedingungen in der Handelspraxis und ihr Einfluß

auf die Höhe der Warenverluste". Er wies darauf hin, daß in den Handelsobjekten, in denen die Temperatur- und Luftfeuchteverhältnisse nicht kontrolliert werden, wesentlich größere Verluste durch Warenschäden auftreten, als in den Handelsobjekten, in denen die Umgebungsbedingungen unter Kontrolle sind. Welche Möglichkeiten bei der Bekämpfung der Verlustquellen noch erschlossen werden können, geht u. a. daraus hervor, daß nur in etwa 10% der Handelsobjekte, die untersucht wurden, eine zufriedenstellende Kontrolle der Umgebungsbedingungen zu verzeichnen war. Bei den Untersuchungen in 228 Einzelhandelsobjekten für Waren des täglichen Bedarfs in den Bezirken Erfurt und Suhl wurden in den Jahren 1973 bis 1975 71 Objekte ohne Meßgeräte festgestellt. In 3 von 4 Objekten war es nicht möglich, die relative Luftfeuchte zu kontrollieren.
Inzwischen wurden weitere Untersuchungen in 22 Einzelhandelsobjekten durchgeführt. Dabei hatten 5 dieser Objekte kein Meßgerät. In 7 Objekten gab es nur insgesamt 12 Thermometer und 1 Hygrometer. Während in den Objekten, die mit Thermometern und Hygrometern ausgestattet waren, die Warenverluste je 100,— M Warenumsatz bei 0,17 M lagen, traten in den Objekten, in denen keine Meßgeräte vorgefunden wurden, Verluste von durchschnittlich 0,38 M je 100,— M Warenumsatz auf.
Dr. H. Kröber vom Wissenschaftsbereich Warenkunde der Handelshochschule Leipzig nahm in seinen Ausführungen über „Auslösende Faktoren für Warenschäden bei Lebensmitteln und die Anforderungen an die Kontrolle des Lagerklimas" auf die Untersuchungen von Dr. Paudler Bezug. Er machte darauf aufmerksam, daß nach den Auswertungen der Warenschäden im Einzelhandel mit Waren des täglichen Bedarfs folgende Rangordnung der auslösenden Faktoren für Warenschäden zu beachten ist: Temperatur, relative Luftfeuchte, mechanische Beanspruchungen und Mikroorganismen. In Betrieben des Großhandels mit Waren des täglichen Bedarfs gilt dagegen folgende Rangordnung der auslösenden Faktoren: mechanische Beanspruchungen, Temperatur, relative Luftfeuchte und Mikroorganismen. Der Referent wies auf die Notwendigkeit hin, in jedem Sortimentsbereich die Temperatur und die relative Luftfeuchte zu kontrollieren und für die meßtechnische Ausrüstung der Handelsobjekte Ausstattungsnormative zu schaffen. Es sei erforderlich, daß die verantwortlichen Leiter diese Fragen in ihrer Arbeit mehr als bisher beachten.

G. Grundke

Aktuelle Informationen über die Fortschritte der Warenkunde für Forschung und Praxis

Im Studienjahr 1980/81 begeht der heutige Wissenschaftsbereich Warenkunde der Handelshochschule Leipzig das 25jährige Jubiläum seiner wissenschaftlichen Kolloquien, die der Vorstellung und Diskussion wichtiger Forschungsergebnisse zur Warenkunde und zu Nachbarwissenschaften sowie zur Information und Beratung aktueller Probleme der Anwendung des warenkundlichen Wissens in der Praxis dienen. Teilnehmer an den Kolloquien sind neben Dozenten und wissenschaftlichen Mitarbeitern von Hoch- und Fachschulen leitende und wissenschaftliche Mitarbeiter aus der Praxis des Handels, der Industrie und des Staatsapparates sowie aus Instituten und Forschungszentren. Jährlich führen mindestens drei dieser Veranstaltungen die Interessenten an den Fortschritten der Warenkunde aus allen Bezirken der DDR im Gebäude der Leipziger Hochschule zum wissenschaftlichen Austausch zusammen.
Seit Gründung der Veranstaltungsreihe im Jahre 1955 an der damaligen Hochschule für Binnenhandel Leipzig fanden 110 wissenschaftliche Kolloquien statt, ein großer Teil davon mit internationaler Beteiligung. An diesen Kolloquien, auf denen 155 Vorträge gehalten wurden, nahmen mehr als 8650 Interessenten aus Wissenschaft und Praxis teil. Unter den 155 Referenten, die Vorträge in den Kolloquien hielten, befanden sich 40 namhafte ausländische Wissenschaftler, die über ihre eigenen Forschungsergebnisse und über die Fortschritte an ihren Lehrstühlen bzw. Instituten oder über die Pflege der Warenkunde in ihren Ländern berichteten.
Wiederholt standen in den Kolloquien neue Problemstellungen in der warenkundlichen Forschung und Lehre sowie in Spezialgebieten der Warenkunde und wichtige Fortschritte in den Nachbarwissenschaften zur Diskussion. Einen breiten Raum nahmen hierbei Ergebnisse und Probleme der Warenpflege und der Warenprüfung sowie die Anwendung des warenkundlichen Wissens für die Qualitätssicherung und die Standardisierung ein. Gleichzeitig wurden auch Fragen der Warensystematik sowie der Qualitätssicherung und der Standardisierung und neue gesetzliche Bestimmungen zum Umgang mit Waren behandelt. Die Kolloquien vermittelten wichtige Impulse für weitere Forschungen, für die Umsetzung der Fortschritte der Warenkunde in die Praxis, u. a. auch bei Transport, Güterumschlag und Lagerung, sowie für die weitere Profilierung der warenkundlichen Lehre.
In zahlreichen Veranstaltungen, die zu Fragen der Warenprüfung, der Warenpflege und der warenkundlichen Schadensforschung stattfanden, wurden die Ziele für weitere Forschungen sowie für die Nutzung des Wissens für Zwecke der Erzeugnis- und Verpackungsentwicklung, der Standardisierung und der Qualitätssicherung in der DDR präzisiert. Auf Kolloquien über die Forschungsergebnisse auf dem Gebiet der Warenpflege wurden Leistungsreserven aufgedeckt, die in der Volkswirtschaft der DDR durch die Verhütung wichtiger Warenschäden genutzt werden können.
Neben den Kolloquienteilnehmern werden jährlich Tausende von Fachkräften über die Ergebnisse der Kolloquien durch Veröffentlichungen in mehreren Fachzeitschriften informiert. Dabei wurden zahlreiche Kolloquien auch in ausländischen Instituten und Lehrstühlen ausgewertet.
In enger Verbindung mit den Kolloquien wurden in den letzten 20 Jahren drei internationale wissenschaftliche Konferenzen und zahlreiche Seminare zu Fortschritten der Warenkunde durchgeführt. Mit diesen Veranstaltungen wurde das Informationsangebot der warenkundlichen Kolloquien, die heute ein fester Bestandteil im wissenschaftlichen Leben der DDR und ein Forum des Austausches über Probleme der Erzeugnisqualität sind, bedeutend erweitert.
Interessenten an diesen wissenschaftlichen Veranstaltungen wird empfohlen, sich mit dem Wissenschaftsbereich Warenkunde der Handelshochschule Leipzig, 7010 Leipzig, Markgrafenstr. 2, Postfach 6040, in Verbindung zu setzen.

G. Grundke

Auslandskorrespondenten berichten in Wort und Bild . . .

Das Hauptfach heißt Kochen

Der gute Ruf der tschechischen und slowakischen Küche mit ihren vielen Spezialitäten reicht weit über die Landesgrenzen hinaus. Ebenso sorgsam gepflegt wird allerorts die Gastronomie, mag es sich um die traditionellen Bierstuben oder komfortable Weinrestaurants handeln.

Vielen Küchenleitern, Hoteldirektoren und Gaststättenchefs, die daran Anteil haben, ist eines gemeinsam: Sie drückten die Schulbank in Marianske Lazne — auf einer der beiden Hotelschulen der ČSSR.

Jeder, der in der ČSSR den Beruf eines Kochs oder Kellners erlernte, kann sich an der Fachschule um Aufnahme bewerben. Auf den Lehrplänen für das vierjährige Studium, das den Abschluß des Abiturs einschließt, stehen als wichtige Fächer Technologie des Kochens, Hotel- und Gaststättenkunde, Buchhaltung und natürlich Fremdsprachen. Neben Russisch belegen die Studenten zwei weitere, die meisten wählen Deutsch und Englisch.

Für die Praktika, ein wesentlicher Bestandteil der Ausbildung, bietet der westböhmische Kurort mit seinen Gewerkschaftsheimen, staatlichen Erholungseinrichtungen und Hotels ein mannigfaches Betätigungsfeld. Während der Ferien fahren die Studenten zu Einsätzen auch nach Brno, Karlovy Vary, in die DDR-Urlauberzentren Zinnowitz und Klink und in andere sozialistische Länder.

Die Hotelschule, so berichtet Direktor Rudolf Kopek, besteht schon über fünfzig Jahre. Vieles habe sich jedoch seit ihrer Gründung gewandelt. Zum Beispiel mußten in der bürgerlichen Tschechoslowakischen Republik die Väter der Studenten monatlich über 900 Kronen an Ausbildungskosten auf den Tisch legen. Das entsprach etwa dem Lohn eines Arbeiters. Die Tore der Schule standen demzufolge vorwiegend Kindern von Hoteliers und Besitzern gutgehender Restaurants offen.

Die Zahl der Studenten habe sich in diesem halben Jahrhundert vervielfacht, informierte Rudolf Kopek weiter. Im Direktstudium seien gegenwärtig rund 400 Mädchen und Jungen und im Fernstudium 300 eingeschrieben.

Eine moderne Küche, ein Café und verschiedene Salons, die mit dem kürzlichen Umbau des Schulgebäudes am Stadtrand von Marianske Lazne entstanden, gewährleisten ebenso wie die erfahrenen Lehrkräfte eine praxisverbundene und niveauvolle Ausbildung. Kein Zufall also, daß Absolventen der Fachschule als leitende Mitarbeiter in den Hotels und Gaststätten der ČSSR sehr begehrt sind.

ND-Korrespondent
Walter Köcher
Prag

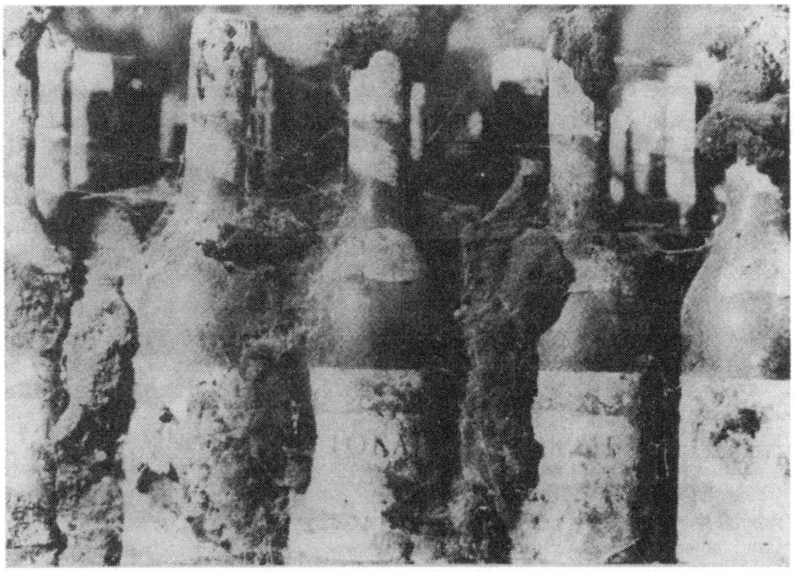

Als das „Museum mit den berauschenden Exponaten“ darf man wohl ohne Übertreibung das Museum des Weinbau-Staatsgutes „Tokajhegyalja“ in der Ungarischen VR bezeichnen, denn seine Ausstellungsgegenstände sind ausnahmslos Alkoholika! Aber das Museum hat noch eine weitere, sicherlich einmalige Eigenheit: in den Besichtigungsräumen und auf den Exponaten wird gegen Staub und Spinnweben nichts unternommen!

In den verzweigten Kellergewölben des Gutes lagern durchschnittlich 200000 Flaschen. Von jedem Jahrgang und von jeder Sorte werden eine entsprechende Anzahl Flaschen in den Museums„gewölben“ zurückgelegt und können dort besichtigt, aber nicht verkostet werden. Manchmal werden einige Flaschen der kostbarsten und ältesten Weine auf Auktionen versteigert.

MTI-Budapest

Hohe Auszeichnung für SHP-Entwicklung

Anläßlich des Nationalfeiertages der DDR 1980 verlieh der Generalsekretär des ZK der SED und Vorsitzende des Staatsrates der DDR, Erich Honecker, dem Forschungs- und Entwicklungskollektiv „Stärkehydrolyseprodukt (SHP)“ für seinen Anteil an der Entwicklung eines Stärkehydrolyseproduktes für den Einsatz in der Lebensmittelproduktion den Nationalpreis II. Klasse für Wissenschaft und Technik. Die Ausgezeichneten sind Dr. Siegfried Augustat, Dr. Manfred Richter und Dr. Friedrich Schierbaum — sämtlich vom Zentralinstitut für Ernährung der AdW der DDR — sowie Reinhard Schmidt und Peter Schulz vom VEB Stärkefabrik Kyritz.

Damit fand eine jahrelange intensive und erfolgreiche Forschungs- und Entwicklungsarbeit ihre hohe Würdigung. Die Redaktion der Zeitschrift „Ernäh-

rungsforschung" möchte auch auf diesem Wege und im Namen aller Leser der Zeitschrift dem hervorragenden Kollektiv herzliche Glückwünsche übermitteln.
Durch die Entwicklung dieses Stärkehydrolyseproduktes war es möglich, u. a. auch eine neue Salatmayonnaise mit 24% Pflanzenöl herzustellen. Das neue Produkt ist als kalorienreduziertes Lebensmittel mit dem Zeichen ON® deklariert.
Nachdem wir den Abdruck von Rezeptvorschlägen für Mittagessen im letzten Heft abgeschlossen haben, sollen nun Rezepte für Salate unter Verwendung der neuen Mayonnaise veröffentlicht werden. Sie sind von Küchenmeister und Ökonom Horst Weibelzahl vom Zentralinstitut für Ernährung der AdW der DDR zusammengestellt und erprobt worden. Kollege Weibelzahl stellt der neuen Serie von Rezepturen folgende Hinweise voran:
Die küchentechnische Erprobung der neuen „Salatmayonnaise" mit 24% Pflanzenöl hat gezeigt, daß sie der herkömmlichen Mayonnaise mit 83% Pflanzenöl geschmacklich ebenbürtig ist, sich in gleicher Weise vielseitig verwenden läßt und darüber hinaus einige beachtenswerte Vorteile besitzt:

- Die neue Salatmayonnaise kann im Kühlschrank gelagert werden, ohne daß sie „bricht", d. h. Öl absetzt. Infolgedessen ist sie erheblich besser und länger lagerfähig. Ihre Anwendung stellt auch im Sommer kein Risiko dar
- Die bei der Lagerung vorhandene Stabilität der Salatmayonnaise bleibt auch in ihren Verarbeitungsprodukten, z. B. Salaten und Soßen, erhalten
- Die neue Salatmayonnaise ist in der Lage, in begrenztem Maße Saft aufzunehmen, der sich gelegentlich bei Salaten mit Gemüse- oder Obstanteil absetzt
- Die neue Salatmayonnaise mit nur 24% Pflanzenöl ist wegen des erheblich geringeren Fettgehaltes wesentlich, nämlich 61% energieärmer und daher besser bekömmlich als die sogenannte „Feinste Mayonnaise" mit 83% Pflanzenöl. Sie entspricht damit den Gesichtspunkten der modernen Diätetik und trägt der ernährungsphysiologisch begründeten Forderung nach Lebensmitteln Rechnung, die im Nahrungsenergiegehalt stark gemindert sind.

Bei der Zubereitung von 1000 g Salat werden in der Regel an Stelle von 300 g 83%iger „Feinste Mayonnaise" nur 250 g 24%ige „Salatmayonnaise" verarbeitet, da sie normalerweise mit 50 g bzw. ml Tomatenmark, Senf, Gurkenfond, Dünstsaft von Gemüsen oder Obstsaft gestreckt wird, um die Konsistenz der 83%igen zu erreichen. Demzufolge enthalten 100 g Salat 19 g Fett weniger. Der Energiewert ist insgesamt um 670 kJ (160 kcal) geringer. Bei Soßen auf der Basis der neuen Salatmayonnaise ist die Fettsenkung und die Herabsetzung des Nahrungsenergiegehaltes von den Einsatzmengen an Mayonnaise abhängig.
Die Salatmayonnaise mit 24% Pflanzenölgehalt ist somit ein wertvolles neues Erzeugnis der ON®-Reihe „kalorienreduziert", die der Käufer an dem grünen Aufdruck auf den Verpackungen erkennen kann.
Das gelegentliche Auftreten von Luftbläschen im Innern und an der Oberfläche in den an Großverbraucher gelieferten Großgebinden der neuen Salatmayonnaise ist nicht durch Gärung verursacht und somit ein Zeichen von Qualitätsminderung, sondern auf die Herstellungstechnologie zurückzuführen. Die dabei in die Masse eingeschlagenen Luftbläschen bleiben beim Abfüllen teilweise erhalten. Durch kurzes Aufrühren läßt sich die gewünschte glatte Struktur wieder herstellen.
Die starke Fettsenkung in der neuen Salatmayonnaise wird mit Hilfe eines in der DDR hergestellten hochveredelten Kartoffelstärkeproduktes, des Maltodextrins „SHP" (Stärkehydrolysenprodukt) erzielt. SHP ist ein wertvolles, verdauliches, pflanzliches Kohlenhydrat und völlig frei von chemischen Zusätzen bzw. von schädigenden Beimengungen.

Wußten Sie, daß ...

... aus den fettreichen Keimlingen des Maises ein wertvolles Speiseöl gewonnen wird? Dieses Maiskeimöl ist hellgelb und enthält viel Linolsäure. Es wird als Salat- und Mayonnaisenöl sowie nach Hydrierung zur Herstellung von Margarine verwendet.
... knollige Auswüchse bei Maiskolben auftreten können (Pilzkrankheit)? Diese werden von Indianern als Delikatesse verzehrt, sollen aber ziemlich giftig sein.

„Sie werden plaziert ..."

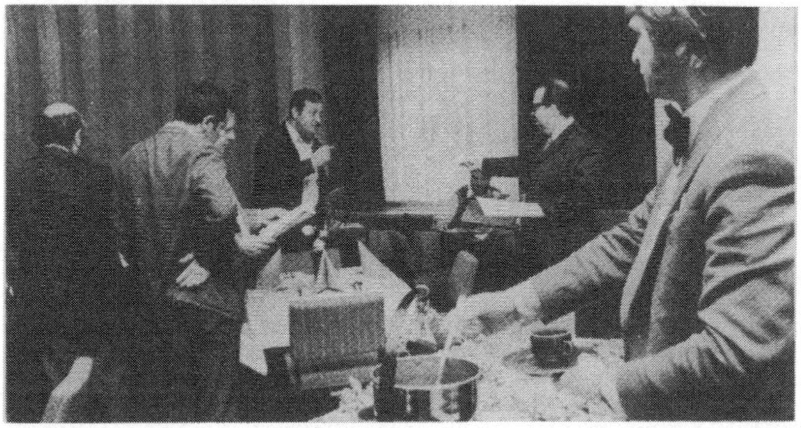

Seit einiger Zeit kämpft der „Eulenspiegel" gegen ein wucherfreudiges gastronomisches Unkrautgewächs, das unter der Bezeichnung „Plazierungs-Unsitte" bekannt und leider von zahlreichen einschlägigen Einrichtungen gehegt und gepflegt wird. „Ob sich eines Tages einmal eine Instanz findet, die diesen Auswüchsen den Todesstoß versetzt?" fragte der „Eulenspiegel", fragen viele seiner Leser und jubelten über eine Zeichnung von Louis Rauwolf. Sie zeigte DDR-Touristen in der Tür eines tschechoslowakischen Lokals stehend, während der Restaurantleiter seinem Ober sagt: „Das sind Gäste aus der DDR, sag' ihnen, sie werden plaziert!" Die Redaktion der „Ernährungsforschung" stellt sich mit obigem Foto an die Seite der „Eulenspiegel"-Kollegen. Das Bild zeigt, wohin die Plazierungs-Welle führen kann: Im Hintergrund diskutiert der Objektleiter mit einem Gast und will ihm anhand eines Lageplanes beweisen, daß er den richtigen Platz angewiesen erhalten hat. Links vorn sucht ein orientierungslauf-geschulter Ober einem anderen Gast einen eventuell in Frage kommenden Sitz, während ein dritter Gast ungeduldig, aber ruhig wartet, bis er dran ist. Zum „Denkmal" erstarrt ist zwischenzeitlich der Ober im Vordergrund, der einige Zeit nach dem Plazieren den Gästen eine Brühe servieren wird — ob sie wollen oder nicht.

Rindfleischsalat
mit Salatmayonnaise mit 24% Pflanzenöl

Rezeptur für 1,— kg (10 Portionen)

Rindfleisch, mager, gekocht	300 g
Möhren, geputzt	125 g
Sellerie, geputzt	125 g
Delikateßgurken	125 g
Zwiebeln, gepellt	50 g
Speiseöl	10 ml
Salatmayonnaise mit 24% Pflanzenöl	250 g
Tomatenmark, 20%ig	40 g
Meerrettichsenf	5 g
Kochsalz	5 g
Pfeffer, schwarz	0,5 g
Zucker	2 g
Essig, 10%ig	12 ml

Ernährungsphysiologischer Wert je Portion

Energiewert	710 kJ 170 kcal
Eiweiß	11 g
Fett	10 g
Kalzium	25 mg
Vitamin B_1	0,08 mg
Vitamin C	2 mg

Geflügelsalat
mit Salatmayonnaise mit 24% Pflanzenöl

Rezeptur für 1,— kg (10 Portionen)

Broiler, gegart, ohne Haut und Knochen	350 g
Sellerie oder Kohlrabi, geputzt	125 g
Kompottpfirsiche, ohne Saft	100 g
Äpfel, geschält und entkernt	125 g
Salatmayonnaise mit 24% Pflanzenöl	250 g
Gurkenfond	50 ml
Kochsalz	7 g
Pfeffer, weiß	1 g
Essig, 10%ig	20 ml

Ernährungsphysiologischer Wert je Portion

Energiewert	820 kJ 195 kcal
Eiweiß	13 g
Fett	10 g
Kalzium	20 mg
Vitamin B_1	0,06 mg
Vitamin C	4 mg

Remoulade I
von Salatmayonnaise mit 24% Pflanzenöl

Rezeptur für 1 l (20 Portionen)

Salatmayonnaise mit 24% Pflanzenöl	550 g
Joghurt	150 ml
Delikateßgurke	150 g
Kapern, ohne Essig	15 g
Zwiebeln gepellt	50 g
Tafelöl	10 ml
Senf	50 g
Zucker	5 g
Heringsfilet o. ä.	30 g
Schnittlauch, verlesen	8 g

Ernährungsphysiologischer Wert je Portion

Energiewert	420 kJ 100 kcal
Eiweiß	1 g
Fett	8 g
Kalzium	15 mg
Vitamin B_1	0,01 mg
Vitamin C	0 mg

Stip für Hering nach Hausfrauenart
mit Salatmayonnaise mit 24% Pflanzenöl

Rezeptur für 1 l (etwa 7 Portionen)

Äpfel, geschält und entkernt	125 g
Delikateßgurken	200 g
Zwiebeln, gepellt	75 g
Speiseöl	10 ml
Salatmayonnaise mit 24% Pflanzenöl	450 g
Sauermilch/Joghurt	150 ml
Lorbeerlaub	3 Blatt
Piment	7 Körner

Ernährungsphysiologischer Wert je Portion

Energiewert	1000 kJ 240 kcal
Eiweiß	2 g
Fett	18 g
Kalzium	35 mg
Vitamin B_1	0,02 mg
Vitamin C	3 mg

Zubereitungsweise

Den wenig gesalzenen Broiler mit 50 ml Speiseöl bestreichen und in der Röhre wie üblich garen. Nach dem Abkühlen Haut und Knochen entfernen, das Fleisch in Streifen schneiden und mit den Würzmitteln würzen. Lediglich 5 ml Essig beim Dünsten der 3 mm dicken Sellerie- oder Kohlrabistifte verwenden. Kompottpfirsiche und Äpfel ebenfalls in 3 mm dicke Stifte schneiden und mit den abgekühlten Selleriestiften unter das Broilerfleisch mischen. Diese Salatbestandteile gut durchziehen lassen, und die mit der Gurkenbrühe verrührte Salatmayonnaise unterheben.

Zubereitungsweise

Das Rindfleisch unter Verwendung von 8 g Salz und einer kleinen gespickten Zwiebel in 1 l Wasser kochen, abkühlen, in Blättchen schneiden und würzen. Die Möhren mit dem Fleisch bis zur knappen Gare mitkochen und mit den Gurken ebenfalls in Blättchen schneiden und unter das Fleisch mischen. Den Sellerie roh in Blättchen schneiden, mit wenig Essig (3 ml) und Salz (0,5 g) von der in der Rezeptur angegebenen Menge knapp gardünsten, erkalten lassen und mit den im Öl glasig gedünsteten feinen Zwiebelstreifen zu den Salatbestandteilen geben. Die Salatmayonnaise mit Tomatenmark und Senf glattrühren und unter den Salat heben.

Zubereitungsweise

Die Zwiebeln in feine Streifen schneiden, im Öl glasig dünsten und erkalten lassen. Gurken und Äpfel in dünne Scheiben schneiden. Die Salatmayonnaise mit Sauermilch oder Joghurt glattrühren, und die Zwiebelstreifen, die Gurken- und Apfelscheiben sowie die Würzmittel unterheben.
Eventuell noch 80 g Milcher oder Rogen von gut gewässerten Heringen in den Stip einrühren.

Zubereitungsweise

Die feinwürfeligen Zwiebeln im Öl glasig dünsten und erkalten lassen. Delikateßgurken und Heringsfilet o. ä. in feine Würfel schneiden oder mit den Kapern hacken. Die Salatmayonnaise mit Joghurt, Senf und Zucker glattrühren, und die Zwiebel-, Gurken- und Heringswürfel, die gehackten Kapern und den kurz geschnittenen Schnittlauch unterrühren.

FSC
www.fsc.org
MIX
Papier | Fördert gute Waldnutzung
FSC® C083411

Kolibri 360 GmbH
Ferdinand-Jühlke-Straße 7
99095 Erfurt, Deutschland
produktsicherheit@kolibri360.de